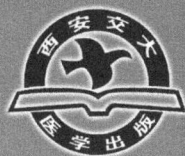

全国医药类专业"十二五"规划教材

医药营销

（第二版）

主编　张登本　张景明

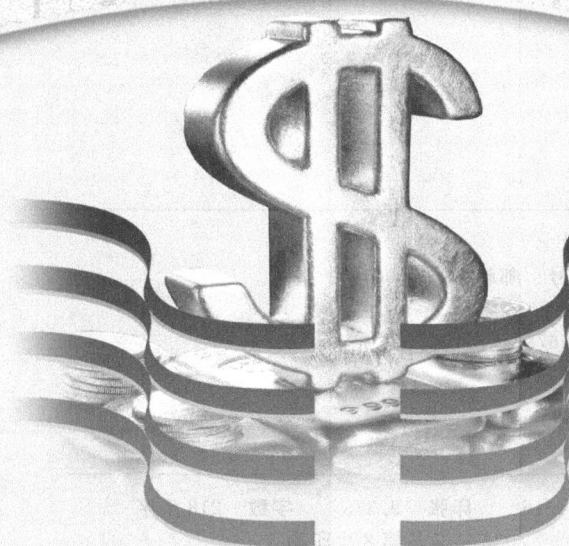

西安交通大学出版社
XI'AN JIAOTONG UNIVERSITY PRESS

图书在版编目(CIP)数据

医药营销/张登本,张景明主编. —西安:西安交通大学
出版社,2011.8(2023.2 重印)
ISBN 978 - 7 - 5605 - 3697 - 2

Ⅰ.①医…　Ⅱ.①张…　②张…　Ⅲ.①药品-市场营销学
-中国　Ⅳ.①F724.73

中国版本图书馆 CIP 数据核字(2010)第 164020 号

书　　名	医药营销
主　　编	张登本　张景明
责任编辑	李　晶

出版发行	西安交通大学出版社
	(西安市兴庆南路 1 号　邮政编码 710048)
网　　址	http://www.xjtupress.com
电　　话	(029)82668357　82667874(市场营销中心)
	(029)82668315(总编办)
传　　真	(029)82668280
印　　刷	西安日报社印务中心

开　　本	787mm×1092mm　1/16　**印张** 9.375　**字数** 218 千字
版次印次	2011 年 8 月第 1 版　2023 年 2 月第 8 次印刷
书　　号	ISBN 978 - 7 - 5605 - 3697 - 2
定　　价	22.00 元

如发现印装质量问题,请与本社市场营销中心联系。
订购热线:(029)82665248　(029)82667874
投稿热线:(029)82668226
读者信箱:xjtumpress@163.com

编写说明

"营销行业没有奖金,只有成功"。面对越来越严峻的国际、国内竞争压力,医药企业为获得生存与发展,必须从市场营销打开局面。"市场营销是新兴的朝阳产业",营销人员在该领域中可以充分发挥自己的潜能,实现自己心中既定的宏伟蓝图。本教材充分吸收了21世纪国际国内最新营销理念,使医药营销概念和营销技巧既符合中国国情,又站在国际营销的高度之上。通过学习,达到培养学生高屋建瓴的思维与观念,因为思维与观念创造情绪,而"巅峰的情绪,创造巅峰的业绩"。

"思维决定出路,观念决定成败"。营销人员不仅要具有敏锐的思维、明晰的思路、超前的观念,同时,营销学又是实践性很强的学科。为解决理论和实践相融合的关系,本教材在编写内容上注重从实用性出发,重视"系统性与重点内容"、"理论与实践"之间的辩证关系,强调将理论知识运用到对实际问题的分析过程中。"坐而论道不如起而行之",案例教学的使用,重点突出为学习者提供有益的应用性技能。通过理论与实践教学的结合,提高学生分析市场问题、解决问题的能力,帮助学生在营销领域起飞、翱翔,促使学生从优秀走向卓越。

"成功就是行业的领跑者"。营销既是富有挑战的行业,也是充满诱惑的行业。扎实的理论功底是营销人起飞的翅膀,理论与实践的结合是营销人翱翔的舵手。通过本教材的学习,希望同学们插上翅膀、把握方向,在营销的广阔领域中自由飞翔!

教材的编写是一项艰巨的任务,虽然各位编者为此付出了艰辛的劳动,但疏漏之处在所难免,敬祈各位师生在使用本教材过程中不断总结经验,并提出宝贵意见,以便进一步修订与提高。

主　编

目　录

第一章　医药市场营销学及其形成与发展

一、医药市场营销学

医药市场营销学是研究医药企业在市场经济条件下为了促进生产、经营活动,提高营销、管理水平,达到最佳经济效益的应用性管理学科。医药市场营销学是普通市场营销学的一个分支。医药市场营销是在市场营销基础上延伸而成,因此要了解医药市场营销学,就应从了解普通市场营销学开始。

(一)市场

1. 市场的概念

市场是社会分工和商品经济发展到一定程度的产物。随着社会生产力的发展,社会分工不断细化,商品交换日益频繁,交换形式日益复杂,人们对市场的认识不断深入。

传统观念认为市场指的是商品交换的场所,如商店、集市、商场、批发站、交易所等,这是市场的最一般、最容易被人们理解的概念,所有商品都可以从市场流进流出,实现商品由卖方向买方的转换。

但是,随着商品经济的飞速发展和繁荣,商品交换过程和机制日益复杂,狭隘的、专统的市场概念已远远不能概括全部商品的交换过程,也反映不了商品和服务交换中所有的供给和需求关系。因此,市场这个概念已不再局限于原有的空间范围,而演变成了一个范围更广、含义更深的概念。

广义的市场是由那些具有特定需要或欲望,愿意并能够通过交换来满足这种需要或欲望的全部顾客所构成的。这种市场范围,可以指一定的区域,如国际市场、国内市场、城市市场、农村市场等;也可以指一定的商品,如食品市场、家电市场、劳动力市场等;甚至还可以指某一类经营方式,如超级市场、百货市场、专业市场、集贸市场等。

从广义的市场概念可以看到,市场的大小并不取决于商品交换场所的大小,而是取决于那些表示有某种需要,拥有使别人感兴趣的资源,并愿意以这种资源来换取其所需要东西的主体数量。可以将市场用下列简单方式来表示:市场＝人口＋购买力＋购买动机。

对市场来说,人口、购买力和购买动机这三个要素,互相制约,缺一不可。当市场三要素同时具备时,我们称之为现实市场。

医药市场是指某种药品的现实和潜在顾客社会及文化环境的总和,即医药市场是具有购买力和购买欲望的消费者群。

2. 市场的功能

市场功能指市场机体在市场营销活动中,以商品交换为中心所具有的客观职能。市场一般具有以下功能:

（1）交换功能

通过市场进行商品收购和商品销售活动，能实现商品所有权与货币持有权之间的相互转移，最终把商品送到消费者手中，使买卖双方都得到满足。

（2）供给功能

供给功能指商品的运输和储存等方面的活动。商品的运输和储存是实现商品交换功能的必要条件。由于商品的生产与消费往往不在同一地点，这就要求通过运输把商品从生产地转移到消费地。另外将商品通过储存设施加以保管留存，以保证市场上商品的及时供应。

（3）价值实现功能

商品的价值是人们在生产劳动过程中创造的，其价值的实现则是在市场上通过商品交换来完成的。任何商品都会受到市场的检验，市场是企业营销活动的试金石。市场状况良好，商品能顺利地在卖者和买者之间转换，最终送到消费者手里实现消费，价值才能最后实现。

（4）反馈功能

市场能客观反映商品供求的状况，它把供求正常和供求失调的信息反馈给企业，为企业制定经营决策提供依据。

（5）调节功能

市场的调节功能是通过价值规律、供求规律和竞争规律来体现的。人们从市场上得到有关市场供求、市场价格和市场竞争情况的信息反馈后，可以通过一定的调节手段和措施使生产适应市场的需求。

（6）便利功能

便利功能指为了保证交换和供给功能能够顺利实现而提供各种便利条件的功能。包括资金融通、风险承担、商品标准化和市场信息系统等。

上述市场功能是通过参与市场活动的企业和个人的经济行为来实现的，它们之间存在互相制约、互相促进的关系。

（二）市场营销学

市场营销学的含义：一是指市场经济活动中企业进行的营销活动；二是指以企业销售活动为研究对象和内容的一门经济类学科。前者民间称为"做生意"，后者称为"生意经"。因此，市场营销学在不同的使用场合有着不同的意义。长期以来，许多人仅仅把市场营销理解为推销。其实，推销只是市场营销多重功能中的一项，并且还不是最重要的一项功能。

市场营销是一个动态发展的概念。近几十年来，西方学者从不同角度给市场营销下了许多不同的定义，归纳起来可以分为如下三类：

一是把市场营销看作一种为消费者服务的理论；

二是强调市场营销是对社会现象的一种认识；

三是认为市场营销是通过销售渠道把生产企业与市场联系起来的过程。

世界营销权威菲利普·科特勒（Philip Kotler）在《营销管理》中给市场营销所下的定义是："市场营销是个人和群体通过创造产品的价值，并同他人进行交换以获得所需所欲的一种社会及管理过程。"

根据这一定义，可以将市场营销概念归纳为以下要点：

①市场营销的终极目标是满足需求和欲望。

②市场营销的核心是交换。而交换过程是一个主动、积极寻找机会,满足双方需求和欲望的,社会的和管理的过程。

③交换过程能否顺利进行,取决于营销者创造的产品和价值满足顾客需要的程度和交换过程管理的水平。

综上所述,市场营销学是一门以经济科学、行为科学和现代管理学理论为基础,研究面向市场的一切个人和组织如何根据市场需求和竞争状态来构想及出售自己的产出物和价值的学科。它是以营利为目标的企业在竞争日趋激烈的市场中谋求生存与发展的管理利器,同时,各种非营利性组织(如大学、医院、政府机构)也对它有浓厚的兴趣,希望能用它解决组织运行过程中所面临的各种问题。

(三)医药市场营销学

医药市场营销学,作为营销学,它的研究对象与一般的营销学是一致的,即企业的营销活动及其规律性,因而它的理论框架与一般的营销学是相似的。但医药市场营销学在阐述市场营销原理、方法、策略时自然带有医药行业的特色,它的理论总结来源于医药生产经营企业的实践。只有正确理解医药市场营销,才能把握医药市场营销学的研究范围。医药市场营销学是专门研究医药市场营销活动及其发展变化规律的科学。具体地讲,就是研究医药商品营销活动中的医药市场、医药产品、药品价格、分销渠道、促销手段、销售服务等内容,使其促进医药商品经济的发展,适应人们防病、治病、医疗保健等多方面的需要,为人类健康服务的一门新兴的、综合性的医药经营管理科学。

医药市场营销是指医药企业为了满足顾客现实或潜在的医药需求,以交换为中心而开展的一切活动。对于医药市场营销这个定义的认识,我们可以从以下几个方面来理解:

1. 医药市场营销的目的是满足顾客现实或潜在的医药需求

医药企业不仅要善于发现顾客的需求,并以此作为市场营销的起点,还应该考虑人们的购买力,研发出顾客需要的医药产品,并采取恰当的营销策略,充分满足顾客需求;同时企业从中获利,实现企业的经营目标。

2. 医药市场营销与推销的区别

现代医药市场营销的起点是市场,推销的起点是企业。医药市场营销的中心是顾客的医药需求,推销的中心是医药产品。医药市场营销活动包括:市场调查和预测及医药产品研发、定价、分销、促销、售后服务等,而推销仅仅是企业促进销售活动的一部分,而且不是企业市场营销活动最重要的部分。

3. 医药市场营销的核心观念是交换

企业的一切市场营销活动都与市场商品交换有关,交换是医药企业主动、积极发现机会,满足顾客医药需求的过程。交换是构成医药营销基础的核心概念。

医药市场营销是医药市场营销学的实施行为。从实际意义而言,医药市场营销不仅仅是销售药品这么简单,严格地说,所谓医药市场营销应该是医药企业的一种系列性市场经营活动,医药企业在对市场需求和环境进行分析与调查之后,确定投资战略决策,选择适当的医药产品,投入人力、物力进行科学研究,运用各种科学经营手段,将医药产品投放市场,连同医药服务整体地销售给需求者,以满足消费者现实和潜在的欲望,达到良好的社会效益,从而促进医药企业本身发展的目标,这个全过程就叫医药市场营销。医药市场营销包含不同的阶段,主要有市场调研、产品开发、营销决策、市场策划、销售技巧、服务管理等环节,这是一个整体系列,缺少其中任何一个环节,都可能影响企业医药市场营销的发展。

医药市场营销学对于提高医药企业经营管理水平,以便在激烈市场竞争中取得优势,促使医药企业的营销活动向现代化方向发展,有着极其重要的意义。

二、医药市场营销学的形成与发展

医药市场营销学作为普通市场营销学的一个分支,其形成、发展和市场营销学的演变过程是有密切联系的,下面介绍市场营销学的演化概况。

(一)市场营销学的产生与发展

市场营销学作为一门独立的学科,是在 19 世纪末 20 世纪初的美国开始形成的,随着商品经济发展,它的发展大致经历了 4 个阶段。

1. 萌芽阶段

从 19 世纪末到 20 世纪初,各主要资本主义国家完成了工业革命。随着资本主义经济的迅速发展、科学管理的采用、生产效率的提高,产品极大丰富,出现产品供给大于产品需求的现象。市场竞争日趋激烈,企业为了扩大产品销售,开始重视推销技术和广告的应用。一些经济学家为企业出谋划策,研究商品销售问题,探索商品销售的规律。1912 年,美国哈佛大学的赫杰特齐教授对许多企业进行了调查研究,写了第一本以市场营销学命名的教科书。该书与现代市场营销学有本质的区别,其主要内容包括广告术和推销术。这本书的问世,被视为市场营销学作为一门独立学科出现的标志。

2. 应用阶段

1929 年到 1933 年,资本主义国家爆发了大规模的经济危机,产品生产大量“过剩”,产品积压,影响到企业生产。产品销售困难,市场经济萧条。面对严峻的市场问题,企业急需解决的是如何把产品卖出去,因此,在这段时间营销理论的研究与实践应用有了很大发展。在这一时期,各种流派的不同观点和研究方法相继出现,逐渐形成了市场营销的概念和理论体系。1922 年,费雷德·克拉克的《营销原理》出版,他把营销功能归纳为三大类:交换功能,包括购买和推销;实体分配功能,包括货物运输、储存等;辅助功能,包括融资、风险承担、市场情报沟通和标准化等。在美国,各种学术研究组织相继建立并不断发展,对市场营销学的发展起了推动作用。1937 年,美国市场营销协会(AMA)成立,其成员不仅有教师和研究人员,还有企业家,成为研究市场营销学理论和实践、培养营销人才的机构,并在全国各地设立几十个分会。但是,这一时期市场营销学的研究范围仍然局限于商品流通领域,其主要内容包括研究产品的推销术、广告术以及商品运输和储存等内容。

3. 变革阶段

从 20 世纪 50 年代起,市场营销学的研究内容发生了许多根本性的变化。它突破流通领域,扩展到生产领域和消费领域。这一变革,被西方称之为“营销革命”,并把它与资本主义“工业革命”相媲美。随着第二次世界大战的结束,一方面美国大量军事工业转向民用工业,另一方面科学技术的应用使劳动生产率大幅度提高,社会生产力水平空前高涨,产品也是极大丰富。同时,西方国家吸取经济危机的教训,采取高工资、高福利、高消费的政策,大大刺激了消费购买力,使市场需求在量和质的方面都比过去发生了明显的变化。这使得市场供求关系发生了显著变化,由卖方市场转为买方市场,消费者对商品有充分的自主权。企业应围绕消费者的需求而开展一切活动,过去传统市场营销学的观念不能适应新的形势,需要新的现代市场营销学指导企业的活动。

4. 创新阶段

20 世纪 70 年代以后,市场营销学日益与消费经济学、管理科学、心理学、社会学、统计学等应用科学相结合,发展成一门新兴的综合性的经济管理学科。能源危机、环境污染等问题使市场营销学面临新的挑战,同时也带来了新的发展动力。此期间出版了一系列新的市场营销学著作,并得到了企业界广泛重视和应用。在市场竞争异常激烈、政府干预不断加强、贸易保护主义愈演愈烈的环境下,1982 年菲利普·科特勒提出了"大市场营销"的新观念;在全球经济一体化加速发展的形势下,为使企业开拓更广阔的世界市场,1983 年西奥多·莱维特提出了"全球营销"的新概念;此后陆续出现了"关系营销"、"服务营销"、"绿色营销"等理论。

1979 年以来,我国确立以经济建设为中心,实行改革开放政策,市场营销学随之被我国企业所重视。随着经济体制改革的不断深化,过去的计划经济过渡到有计划的商品经济,一直到现在的市场经济,市场营销学在我国不单纯是理论教学研究,而且是针对我国市场的实际情况与企业实际相结合。目前,我国各大院校经济类专业都开设了市场营销学课程,并受到越来越多的企业重视。

(二)世界制药工业概况

现代制药工业起步于 19 世纪后期。20 世纪前期出现了一批较大型骨干制药公司。20 世纪 50～70 年代,美国、欧洲国家、日本等国制药工业以较高速度发展。在石油危机引起的世界经济危机期间,与其他行业不同,制药工业仍保持持续增长。自 80 年代中期,许多国家的政府采取多种措施降低药价,但制药工业仍保持高于其他工业总的增长速度。制药工业被国际公认是十五大产业之一,也是世界众多工业部门中发展最快的五大工业之一。

1. 制药工业的产值

从 1951 年至 1980 年间,世界药品总产值从 29 亿美元上升到 773 亿美元,增长 25.7 倍,比这一时期发展较快的化学工业(总产值增长 20.3 倍)还要快。美国、日本、联邦德国的制药工业的发展速度高于该国整个工业的平均发展速度和化学工业发展速度。1985 年世界制药工业总产值为 1000 亿美元。1993 年欧洲制药工业联合会 16 个会员国药品产值达 993 亿美元,约占世界制药工业总产值的 40%。

2. 制药工业的规模

有资料报道,20 世纪 80 年代中期,世界制药工业在 1 万家左右,1984 年时主要工业国家拥有制药企业数及人员数分别是:美国 933 家,从业人员 16.23 万人;日本 1252 家,从业人员 17.62 万人;欧洲 8 个国家(英、德、法、瑞士、意大利、比利时、荷兰、丹麦)共有制药企业 2705 家,从业人员 34.84 万人。一般来说,80 年代后主要工业国家的制药企业数逐渐减少,美国的制药企业在 1996 年时只有 600 家左右,而规模逐渐扩大。

3. 发展速度与新药

世界药品生产与药品市场在 20 世纪中期加速发展,主要原因:一是各个治疗领域的新药源源不断地涌现;二是经济全球化加快发展,以跨国制药公司为载体,促进了国际药品贸易的发展和市场的形成;三是各国经济的恢复和发展,人们医药消费水平提高,以及各国社会医疗保障制度的建立和发展,推动了药品生产和药品市场的加速发展。药品市场份额中处方药大约占 85%、OTC 占 15%左右。处方药中以专利期中的新药比例最大。例如 1994 年,葛兰素制药公司的雷尼替丁年销售 40 亿美元,占世界药品销售额的 1.57%。该年 12 个跨国制药公司的 16 个专利期处方药的销售额占世界市场份额的 10%左右。这充分表明世界市场竞争的关键是研究开发创新药。从 1961 年至 1995 年 35 年中,世界上市新药共 2117 个,基本上是制药公司与制药公司合作研究开发的。排名前 25 位的跨国公司也是新药研究开发前 25 名,其中除少数公司外,主要是处方药研究开发的公司。

(三)我国制药工业的发展与现状

建国以来,我国制药工业从无到有,迅速发展,形成了门类齐全的药品生产体系。20 世纪 80 年代后,在改革开放的方针指导下,制药工业是工业部门中发展最快的行业之一。90 年代,制药工业总产值以年均 21%的速度递增,在 1995 年突破 1000 亿元,占国民生产总值的 1.5%。

1. 我国制药工业的发展

我国现代药品生产企业始于 20 世纪初,1900 年开始有中国人自己开办的药厂,也有世界一些跨国制药公司(拜耳、默沙东、武田等)办的药厂。至 1949 年全国有制药厂 150 家左右,规模都很小,共生产原料药 40 余种,批量也很少。当时的西药主要是靠进口,尚未形成制药工业规模。

1950 年至 1985 年期间,我国制药工业逐渐形成规模。至 1985 年,全国有药品生产企业共 1377 家,工业总产值 130.02 亿元,从业人员 52.26 万人,化学药品总产量 5.76 万吨,工业利税 21.57 亿元,销售金额 82.99 亿元,人均药品消费额 10.03 元。

1986 年至 1995 年间,制药工业进入高速发展阶段,工业总产值约增长 7.19 倍,利税总额约增长 3.9 倍,从业人员 123 万多人,增长约 1.36 倍,销售额约增长 7.34 倍。

2. 我国制药工业的现状

从目前所生产的药品情况分析,我国的制药企业中有生产化学原料药及其制剂为主的西药药厂,有生产中成药为主的中药制药厂和中药饮片厂,有生产生化及抗生素药品的生化制药厂和抗生素制药厂,以及新发展起来的生产基因工程新产品的生物技术制药公司等专业生产企业。至 1997 年,我国有药品生产企业 6391 家,其中包括 1700 多家三资企业;工业总产值约 1260 亿元,利税总额 155 亿元,销售总额 1020 亿元;生产 24 大类、1350 多种原料药,4000 多种制剂,8000 多种中成药。1998 年,化学原料药总产量 22.36 万吨,居世界前列。主要制剂中,抗生素分装 100 亿瓶,针剂 379 亿瓶,片剂 2896 亿片,大输液 17.65 亿瓶,胶囊 444 亿粒。化学原料药出口 17.52 亿美元,制剂出口 4.36 亿美元。

我国自建国以来,医药产业得到了较大的发展,随着各地对医药产业的重视和投入,2001 年全国医药工业总产值为 1300 余亿元,有 1000 余家医药企业通过了药品 GMP 认证。总体上看,我国的医药产业面临着许多问题,主要表现在:产业集中度低,医药企业多,大型企业少;销售规模大,赢利能力小,研究开发投入少,创新能力不足;企业管理水平低,人才缺乏,企业竞争力分散,营销能力有待提高等,阻碍了我国医药产业的健康发展。

面对 21 世纪世界制药工业发展趋势,经济全球化中国际医药市场的激烈竞争,我国制药工业正加快现代化建设步伐:不断深化体制改革,加快现代企业制度建设,转换经营机制;认真实行制药企业依法办事,积极推行 GMP 制度,在药品生产管理上与国际接轨,增强国产药品在国际市场上的竞争力。

(四)我国医药经营企业的现状和特点

1. 我国医药经营企业的现状

据统计,至 1998 年 11 月我国共有超过 1.65 万家医药经营批发企业。2000 年实现销售收入 1135 亿元,其中,年销售额在 2000 万元以下的有 1.2 万家。医药经营企业的工作对人民群众的健康保证起到了重要作用。但是我国的医药经营企业的发展是低水平的,之所以发展不快,主要有以下因素:观念上的保守和陈旧,管理技术上的落后,服务上的无能,企业自身体制和机制的制约等,影响了医药经营企业的发展。

为了改变我国医药经营企业的现状,国家采取了一系列措施予以改革,目前初见成效的有:创立医药经营品牌,走特色经营之路,目前全国各地的连锁经营为医药企业开辟了新的道路。医药生产和经营企业整合使医药生产企业创出了自己的天地,对医药市场的掌握更有了主动权。总经销、总代理制的推广,使医药生产和经营企业互为利益,相得益彰。

2. 我国医药市场的特点

我国的医药市场资源往往受着多方面的影响,其中影响较大的是地域因素。据有关资料显示:在医药市场,2000 年一年中全国 30 个省、市、自治区销售药品 843 亿元,其中排在前 6 名的省市占去全国用药量的 54%,而排在最后 6 位的省市、自治区仅占到全国用药总量的 2.7%。

2000 年,全国人均用药额为 67 元/人年,最高的是:上海市 292 元/人年,最低的是:贵州 7.4 元/人年。

每平方公里药品消费量在医药市场营销学上是一个很重要的指标,它反映了不同地区的销售潜力和可能的销售成本,对销售区域和目标市场的选择、分支机构的设立和代理商选择仓库的布点及配送等方面都有重要的指导意义。从 2000 年全国统计数据来看,各地区的数值有很大不同。2000 年,全国每平方公里平均药品消费量为 10209 元/平方公里。高于 6000 元/平方公里的有 6 个地区,其中第一名为上海市,733310 元/平方公里;第二名为北京市,235586元/平方公里;第三名为浙江省,95088 元/平方公里;第四名为天津市,90272 元/平方公里;第五名为江苏省,85607 元/平方公里;第六名为广东省,67390 元/平方公里。低于 2000 元/平方公里的有五个地区,其中:倒数第五名为甘肃省,1638 元/平方公里;倒数第四名为贵州省,1542 元/平方公里;倒数第三名为新疆维吾尔族自治区,807 元/平方公里;倒数第二名为内蒙古自治区,362 元/平方公里;最少的为青海省,225 元/平方公里。

产生地域因素的主要原因是经济生产力发展不平衡的结果。从地域分布情况看,我国不发达地区存在着巨大的医药开发潜力,是今后各医药企业竞争的场所。

3. 我国的药店概况

在全球范围内,医药经济都得到了较快的发展。随着中国经济的迅速发展,我国药店也发展迅猛。全国现有医药零售药店共 15 余万家。全国药品零售连锁企业有 196 家,门店共有 5096 个。1996 年成立的广州采芝林医药连锁店,现有 130 家连锁分店,1999 年销售额 1.2 亿元。1997 年成立的深圳一致医药连锁有限公司,现有 130 家连锁店,1999 年销售额 2.8 亿元。重庆和平药房连锁有限责任公司,现有连锁药店 230 家,1999 年销售额 3 亿元。于 1998 年成立的青岛国风大药房连锁有限公司,现有 138 家连锁店,1999 年销售额 1.4 亿元。

4. 我国的医药零售业的发展趋势

在医药经济总体发展的同时,竞争加剧,优胜劣汰,医药零售业也必然会发生很大转变。零售药店的规模将进一步分化,医药零售企业将规模扩大或更加具有专业特色,著名的医药连锁品牌即将出现。未来 2～3 年内我国将出现具有 1000 家规模的连锁药店,不久的将来将会有万家规模的零售药店出现。将来的零售药店更加重视服务;全国性的、覆盖城乡的零售连锁网络即将形成;电子商务的发展将进一步促进医药零售业的革命。

三、医药市场营销学的研究与学习

(一)医药市场营销学的研究重点

现代医药市场营销是一种以整体营销活动为基础的医药消费者导向的营销活动,其目的是通过满足目标市场医药消费者的需要从而实现企业的发展目标。它具体包含了三个重点,即医药市场导向、医药营销整合、医药消费者满意为上。

1. 医药市场导向

医药市场导向是指医药企业要重视目标市场上医药消费者的需求,把了解掌握医药消费者的需要、欲望和行业特征作为自身营销活动的宗旨,努力为医药消费者提供所需的产品和服务,并以各种有效的营销手段去创造和满足其需要,在此基础上实现企业的营销目标。医药企业在制订自己的经营方针时,应注意以下问题。

(1)研究医药消费者

了解市场认真研究医药消费者的消费心理、消费行为,了解目标市场上医药消费者的真正需求,将医药消费者按不同标准进行分类,探索其具体的行为模式和行为动机,并将企业所提供的产品或服务与之有机地结合起来,把握市场机会,制订正确的营销计划。

(2)合理市场细分

企业要根据一些具体标准对市场需求进行细分。在市场合理细分的基础上,企业再根据自身的资源和外部的客观条件,选定合适的目标市场,提供相应产品,使医药消费者获得最大满足。

(3)实施营销组合差异化

医药企业应针对不同的目标市场,实施不同的营销组合,这样才能使营销组合产生综合效应。

(4)科学利用资源

社会资源的稀缺性已得到全社会的公认,从社会所追求的可持续发展要求出发,合理利用现有资源也应成为医药企业的自觉行为。对于医药企业而言,合理利用资源不仅在产品研究开发与生产阶段体现绿色营销的要求,减少消费,合理生产,而且在产品流通、销售过程中也可以通过提高效率、改善服务、提高现有医药产品的合理用药率来实现医药资源的合理利用。

2. 医药营销整合

医药营销的整合,是医药企业达到最大效益的有效途径。医药营销整合主要做好如下两个方面的工作:一是医药企业各职能部门密切配合,发挥企业集团军的功能。实现市场导向的企业,市场营销部门的任务主要是研究开发、认识了解、服务和满足医药消费者,其他职能部门均应围绕市场和企业营销目标,积极配合营销部门。医药企业中各职能部门必须在努力增进企业整体利益的前提下,采取各方面的协调行动,为争取医药消费者、占领市场发挥应有的作用。二是医药企业内、外部营销因素的配合支持,充分挖掘潜能,营销组合是企业实现营销目标、顺利打开市场、满足医药消费者需要的关键,而其发挥作用的关键则是其内、外要素的全面兼顾与统一协调。

3. 医药消费者满意为上

医药企业的长期利益应建立在医药消费者满意的基础上。企业在了解医药消费者的要求和社会利益的基础上,从医药消费者角度出发采取适当的措施给医药消费者以实际的帮助,如能为医药消费者所想,就能获得医药消费者的满意。

(二)医药市场营销学的主要研究内容

医药市场营销学作为市场营销学在医药领域中的具体应用,理应紧紧围绕医药产品与医药市场这个主题和环节,总结、归纳与探索医药产品营销的技巧与措施,对医药企业起理论指导与实践操作两个方面的指导作用。因此,医药市场营销学研究的主要内容有以下几方面。

1. 制订营销策略

医药市场营销学研究的主要内容之一,是制订宏观、微观营销策略的分工与结合等。

2. 建立营销组织机构

医药市场营销学研究的主要内容之二,是组建专业营销组织部门、职能界定,协调非营销部门的营销职能等。

3. 选择目标市场

医药市场营销学研究的主要内容之三,是选择医药产品目标市场,将药品经销者、医院和患者需求的特征与变化趋势加以细化,研究医药消费者的数量、构成和分布,医药消费者的购买动机与购买心理、购买意向与行业,医药消费者的购买模式与购买决策环境的影响因素,医药消费者的购买能力和构成、投向等内容。

4. 落实产品

医药市场营销学研究的主要内容之四,是落实医药产品,医药企业产品包括两个方面:一是产品结构、产品寿命周期、新药开发与竞争、产品商标与包装的制定等;二是产品的价格,主要包括价格概念、国家对药品价格的规定、企业药品定价的方法以及市场价格的选择及调整等内容。

5. 组织实施医药市场

医药市场营销学研究的主要内容之五,是组织实施医药市场,具体对市场观念、市场功能、市场结构、市场细分、目标市场选择、市场调查、市场预测、促销方法及营销渠道等的操作。

(三)医药市场营销学的研究方法

在市场营销学的发展过程中,研究对象不断变革,研究内容不断充实,其研究方法也在不断发展变化。20世纪50年代以前,在传统市场营销中,研究方法主要是产品研究法、组织研究法、功能研究法,局限于流通领域。50年代以后,特别是70年代以来,市场营销学逐步成为一门综合性经营管理学科,研究方法主要是管理研究法、社会研究法。下面介绍几种医药市场营销学的研究方法。

1. 产品研究法

这是一种以产品为中心的研究方法。产品研究法是对各类产品的市场营销分别进行分析研究。例如,我们可以分别对非处方药和处方药进行分析研究,以便采取适合其特点的营销策略。此方法优点是能较详细地分析各种产品在营销中所遇到的问题,并能有针对性地采取相应的对策。缺点是工作量较大,容易出现重复劳动。

2. 组织研究法

这是以人为中心来研究市场营销学,即着重分析研究医药渠道系统中各种类型的营销机构(如制药厂商、代理商、医药批发商、医药零售商及各种辅助机构等)的营销问题。这一方法的优点是可以利用各类或每一具体机构的统计资料及其成本、利润和销售趋势进行分析,从而有助于对营销各因素的控制和管理。不足之处在于未完全摆脱以物为中心,从而忽视对消费者需求的研究。

3. 功能研究法

即通过分析研究医药采购、销售、运输仓储、融资、促销等各种市场营销职能所遇到的问题来探讨和认识市场营销问题。这种方法有助于较为深入地研究各个营销环节的活动。

4. 管理研究法

管理研究法,又称决策研究法,它是以医药企业为主体,从营销管理决策的角度,综合产品研究法、组织研究法和功能研究法的基本要求,着眼于寻找企业的市场机会,针对目标市场的需要,分析市场环境,同时考虑到企业的资源和目标,制定相应的营销策略,以满足目标市场的需要,实现企业的目标。许多市场营销学者、企业管理人员主要运用这种方法进行研究。医药企业按照目标市场和目标,权衡利弊,选择最佳的市场营销组合,以满足目标市场的需要,扩大销售,提高市场占有率。增加企业盈利,这就是从管理决策的角度研究企业市场的营销问题。目前,西方市场营销学主要是运用这种管理决策法进行研究。

5. 系统研究法

系统研究法是指企业营销管理者做市场营销管理决策时,把企业的有关环境和市场营销活动过程看作是一个系统,统筹兼顾其市场营销系统中的各个相互影响、相互作用的组成部分,千方百计使各个部门协同活动,从而产生增效作用,提高企业经营效益。西方市场营销学者和企业营销管理人员从管理决策的角度分析研究企业的市场管理问题时,通常还配合采用这种系统研究方法。

（四）医药市场营销学的学习方法

1. 重视基础理论

学习医药市场营销学,首先要重视其中的概念性知识,如什么是医药市场,什么是医药消费者市场等,这是学好本课的前提,这些概念性知识好比是盘中散落的珍珠,每一颗都有它们自身的发光处,当我们掌握了这些基本概念后才能更加深入地进行系统学习。

医药市场营销学注重的是营销中的系统理论,只有将医药市场营销学置于系统理论中才能体现出本学科的特色,假如概念性知识是一颗珍珠的话,那么医药市场营销学的系统理论就是连接珍珠的线,这条线能将基础理论知识按照学科应用的目的进行科学连接,使原来散落的珍珠形成学科知识链,从而为医药企业的营销活动提供科学方法,更好地为医药企业服务。

2. 理论联系实际

医药市场营销活动在每个人的身边都可以找到实践机会,在学习中能通过观察现实社会医药营销的演示来加深理论知识的巩固,利用外出购物或参观、考察营销实例,把理论知识与实践实例联系比较,从而加深对医药市场营销学的理解。

案例阅读

区域经理的六脉神剑

金庸先生的武侠小说《天龙八部》中,六脉神剑是古大理王国皇家祖传神功,运剑于无形,剑招虽少却独步武林。区域经理亦当拥有自己的六脉神剑,这样才可以在营销领域中独霸一方。

第一剑:少商剑——效率

每天都有做不完的事,做了也没看到成绩,也没有成就感;被工作牵着走,而不是自己安排工作;不知道哪件事更重要,好像每件都紧迫,一件都不能少;付出了很多,但业绩仍无大的起色。

问题到底出在哪里?

对自己的核心职责不清楚;欠缺发现关键问题的敏锐洞察力;缺乏统筹安排时间的技巧;性格上的弱点(不敢说不)。

解决办法:

角色定位锦囊:明确自己的核心角色——发动机(推动与激励,调配与临控,领导与示范)、参谋员(搜集信息,分析预测,整理进言)。一切工作围绕上述两个核心,自然不会迷失方向。

轻重缓急锦囊:与全局有关的为重,否则为轻,如新品上市;与战略战术有关的为重,否则为轻,如竞争应对;与销售增长有关的为重,否则为轻,如分销服务、促销举措;具有多方关联性的为重,否则为轻,如冲货。缓急,反映事件的时间性质。如冲货,属性为重,时间则缓;又如顾客投诉,即使小事,时间亦急。处理问题的优先顺序应该是:又重又急—只急不重—重而不急—其他。

计划锦囊:凡事预则立,不预则废。但预见不是目的,其真实的意图是根据预见做出应对安排,安排就是计划。优秀的区域经理应该善于制定自己的计划,因为,"失算"胜,是运气,"得算"胜,是必然。一个相对完整的月度工作计划至少包含以下几个内容:打算做什么,达到什么目的;为什么这样做(计划的背景);具体措施及其实施进度;监测手段。

第二剑:商阴剑——增长

推动销售增长是区域经理的首要任务,是核心中的核心。思路决定出路,事情千头万绪,该从何抓起?提高老客户销量;开发新客户;进入新市场或加强薄弱区域挖潜;增加重点区域投入,提高占有率;开发新产品;增加对现有客户的多品种分销力度;增加对某个单品的支持力度,以点带面;改进销售方法。上述八个方向都能获得增长,区域经理需要决定的是,在哪一个阶段以哪一个方向作为优先考虑的对象。

第三剑:中冲剑——突破

有时候,销售会陷入某种常态:客户稳定,销售稳定,业绩不好不坏,看似风平浪静,实则暗含危机。因此,我们需要主动打破常态。

基准法:确定一个比自身更高更强的对手,以之为基准,从各方面进行比较,寻找出差距,作为今后努力的方向。比较的内容具体而广泛:如总量、单品量、市场占有率、销售结构、销售渠道、消费群、管理制度、组织结构、销售队伍、广告、促销、销售投入、产品的知名度、铺货率、陈列面、存货周转率,等等。

超高目标法:给自己制定一个"不可能的任务",在超常的压力下激发创造力。超高目标法的科学依据在于,创造力无处不在,但只有在打破顾忌(荣誉、常规等)的情况下,才能最大限度地发挥出来。

革命法:如果一切推倒重来,你将怎样做?大多数人都对一种假定确信不疑,即如果事情一开始就按自己的意愿去做,肯定能做得更好。革命法就是通过赋予这种想象空间,去寻找新的出路。所以,优秀的区域经理必须主动打破常态,向更高目标挑战,才能降低衰退的可能性,获得更多成长的可能性。

第四剑:关冲剑——发现危机

危机总是在平静的表象下不动声色地酝酿,优秀的区域经理不应该坐等噩梦惊醒,若能做到未雨绸缪,就能拒危机于门外。销售曲线正出现长线下跌的趋势吗?客户有异常情绪或举动吗?销售出现急增或急减现象吗?出现客户拒卖现象吗?零售店存货周期正在变长吗?产品品种上柜率正越来越少吗?产品正在兴起新功能或新卖点吗?有引起关注的新品牌吗?消费群体结构在发生变化吗?购物习惯、消费方式出现新动向吗?这都是经理人时刻应关注的问题。

第五剑:少冲剑——养成正确思维的习惯

一切正确的行动,首先来自于正确的思想。面临任何一个决策,优秀区域经理不能匆忙做出决定,而是要首先弄清两个基本事实:

(1)问题的本质是什么?

国产手机上市初期,外型并不比进口机差,价格也与进口机接近,但销售一直打不开局面。后来 TCL 带头降价,结果销售一举突破。表面看,这似乎只是个价格问题,很容易得出便宜就好卖的结论,但又如何解释数千元的高价机同样火爆的事实呢?进一步的分析证明,价格只是个表象,消费者对国产手机的主观评价和心理预期才是深层本质。因此,降价行为不是为了让利,而是让价格与消费者心理预期价值相符,正是这种相符才直接导致购买。

(2)你真实的意图是什么?

很多时候,人们并不清楚自己真正想要什么,这看似荒唐,但却千真万确。比如跨区销售——冲货,是令厂家十分头痛的问题,因此,常把消灭跨区销售作为自己管理的首要目标,然而,一个更为真实的隐含目标却是稳定价格体系。实际上,只要价格保持稳定,经销商是不会投诉、也很难察觉到冲货问题的。换成这个角度,高额的冲货罚款也许就不是惟一的解决办法,如果我们尊重传统物流习惯,将销售区域作重新划分(习惯上按行政区域划分),这一问题是否会自动地大大减轻呢?所以,探寻自己的真实意图,界定自己的真正目标,这一看似愚蠢而又多余的步骤,实际上是我们解决任何问题都应该遵循的前提。

第六剑:少泽剑——几个分析工具

营销人员的整个职业生涯都是在发现问题和解决问题中度过,掌握一些辨别问题的工具自然十分重要。

帕累托分析法:这种方法认为问题的产生是多方面的,但其中只有少数是关键性的,优秀营销人员要找出那关键的 20%(它们影响了 80% 的结果)。这项分析需要可测量的数据,所以一开始要收集有关因素与结果之间的量化资料。

分布图法:利用图表研究两个因素——问题和情况之间的关联性。例如,在同样力度下,促销时间长短与销售业绩之间的关系。

鱼骨分析法:利用线条,把问题和原因陈列出来,因其形状类似一条鱼骨而得名。运用鱼骨分析法有助于探寻问题的根本原因。

财务分析法:如结构分析、比较分析等,财务分析能够提供解决问题的思路。

实证法和否证法:前者用观测事实来证明命题的正确性,后者则是通过证否来排除假命题,以得到真命题。

第二章　医药商品与医药市场

一、医药商品

医药商品一般是指药物或医疗器械，在这里大多是指药物，也就是人们通常说的药品。在现实生活中，医药商品尤其是药品，是人类生活中不可缺少的消费品，习惯上人们将"药物"与"药品"称之为药。但药物与药品是两个不同的概念，药物的内涵要比药品广义得多。

一般认为，凡可预防、诊断、治疗疾病或有强身健体作用的物质都是药物，包括民间使用的草药。《中华人民共和国药品管理法》（以下简称《药品管理法》）中关于药品的定义，是指用于预防治疗、诊断人的疾病，有目的地调节人的生理功能，并规定有适应证或者功能主治、用法和用量的药物，包括中药材、中药饮片、中成药、化学原料药及其制剂、抗生素、生化药品、放射性药品、血清、疫苗、血液制品和诊断药品等。药品多是经过国家药品管理部门审批同意生产的商品。

注意：一般的食品不能称为药品，因为它首先就不具有预防、治疗、诊断的作用。将维生素C作为食品添加剂制成的食品也不能称为药品，因为它没有也不允许规定针对疾病的适应证或者功能主治、用法和用量。《中华人民共和国药品管理法》将药品的概念外延至包括化学原料药、中药材。虽然这些物质没有规定用于治疗疾病的用法、用量，但也作为药品管理。

（一）医药商品的特点

药品虽然有传统药（中药材、中药饮片、中成药）和现代药（化学药品等）的不同，但均是药品，这和一些西方国家有较大的区别。我国常将"药品"作为药物、原料药、制剂、药材、成药、中药、西药等的总称，特点有以下几个方面。

1. 药品的使用方法

药品使用的目的是为了预防、治疗、诊断人的疾病，或是有目的地调节人的生理功能，使用时规定有适应证或者功能与主治、用法和用量。药品与食品、毒品等其他物质的使用目的和使用方法有明显区别。药品使用的方法包括口服、肌内注射、静脉注射、涂擦等，以及每日服用或使用多少次、多少量、服用多长时间等要求，常用"适应证"、"功能与主治"表示使用的目的。

2. 药品的文字标识

由于药品不同于一般商品，药品监督管理部门对药品生产企业制定的药品包装、标签和说明书做了严格规定，一旦确定不能轻易改变内容，这和普通商品有着完全不同的区别。

3. 药品生产规定

由于药品是人用商品，除了中药药材饮片外，一般均须经过药品监督管理部门审批，有生产批准文号或相应的许可证文件，且在包装、标签和说明书上记载明显，易于识别。

(二)医药商品的基本类型

随着医药科技的发展,从理论、处方及生产技术等方面对药品之间产生相互渗透作用,使药品的类型发生了变化,根据不同的分类标准,可以有很多不同的分类和类型,因此要将药品完全明确划分显然有一定困难。这里仅介绍几种常见的药品分类方法和类型。

1. 按药品的传统习惯分类

按药品的传统习惯分有现代药(西药)与传统药(中药)。

(1)现代药又称西药,一般是指自19世纪发展起来的化学药品、抗生素、生化药品、放射性药品、血清疫苗、血液制品等。它们是用合成、分离提取、化学修饰、生物技术等方法制取的物质,结构基本清楚,有控制质量的标准和方法,这些物质是用现代医学的理论和方法筛选确定其药效的。这类药品发展很快,已有数万种品种。因为这类药最初在西方国家发展起来,传入我国后称为"西药"。

(2)传统药又称中药,是指我国历史上流传下来的药物,主要是动、植物和矿物药,也称天然药物。中药治病的经验和理论,如性味、归经、功效、应用、用法、用量、禁忌,都是在中医辨证理论的指导下,根据药物的性能组合在方剂中使用。中药的特点是在中医理论指导下应用。

2. 按药品的管理制度分类

按照《药品管理法》"国家对药品实行处方药与非处方药分类管理"的要求,根据药品安全有效、使用方便的原则,依其品种、规格、适应证、剂量及给药途径不同,将药品分别按处方药和非处方药分类。

(1)处方药是必须凭执业医师或执业助理医师处方才可调配、零售、购买并在医务人员的指导下应用的药品。

被列为处方药的药品一般有:特殊管理的药品;毒性药品;有使用方法规定(如注射剂)用药时有附加要求的药品;病人自行使用不安全,需在医务人员指导下使用的药品;新化合物或是新药等。

(2)非处方药是不需要凭执业医师或执业助理医师处方即可自行调配、零售、购买和使用的药品。根据药品的安全性,非处方药可以进一步分为甲、乙两类。甲类非处方药一般在有《药品经营许可证》的零售药房销售,乙类非处方药可以在经审批的其他商店零售。

被列为非处方药必须具备的特点如下:①病人对药品所表达的适应证可自我诊断、自我治疗,通常限于自身疾病,药品起效快,疗效确切,能较快减轻病人不舒服的感觉。②药品的毒性在公认的安全范围内,其效用、风险比值大,有高度的安全性。③药品滥用、误用的潜在可能性小,药品作用不掩盖其他疾病,药品不致引起药物依赖性、细菌耐药性或抗药性。④药品的说明书文字通俗易懂,一般公众能理解药品标签的忠告性内容,使用无需医师监督和实验监测。⑤药品能减轻初发疾病的初始症状和防止其恶化,也能减轻已确定的慢性疾病的症状并延缓病情的发展。

各国政府公布的非处方药主要有维生素、滋补剂、微量元素补充剂、感冒咳嗽药、抗酸剂、消胀剂、轻泻剂、口服止痛药、其他外用药、足部保健制剂、口腔清洁用品、支气管扩张剂药品等。

3. 按药品的特殊性分类

按药品的特殊性分为普通药品和特殊管理的药品。

（1）普通药品

普通药品是指毒性较小、不良反应较小、安全范围较大的药品,如葡萄糖、乙酰水杨酸等。

（2）特殊管理药品

国家对麻醉药品、精神药品、医疗用毒性药品、放射性药品实行特殊管理,这四类药品被称为特殊管理的药品。

4. 按药品的资源性质分类

按药品资源性质分类为天然药品和化学合成药品及生物技术药品。

（1）天然药物

天然药物是指以自然界中动物、植物和矿物等天然加工而成的药物。在我国又称为中药、国药,它是我国的传统国粹,有数千年的研究及使用历史。通常我们把从自然界中采集到的、未经加工的原药称为中药材,把经过加工炮制后形成的片、段、丝、块等称为中药饮片;中药饮片经过提取精制加工制成一定的剂型后成为中成药。因此,中药在经营形式上就形成了中药材、中药饮片和中成药三大类。

（2）依据化学理论、化学规律研究和生产的化学合成药

其特点是对疾病治疗疗效快,效果明显。但由于人体是一个复杂的系统,因此在缺乏对人体本身结构的分子水平分析研究及人体各部分相关联的整体综合考察之前,治疗效果常有头痛医头、脚痛医脚的局限性治疗特征,且常常具有程度不同的副作用。

（3）生物技术药物

生物药物是利用物体组织或其成分,综合应用生物学、生物化学、微生物学、免疫学和药学的原理与方法进行加工制造而成的一类预防、诊断、治疗性药品。

5. 按药品的功能分类

根据中药和西药的功能不同可以分为预防性药品、治疗性药品和诊断性药品。

（1）预防性药品

预防性药品是指用于预防疾病发生所使用的药品,如各种疫苗、药丸等。

（2）治疗性药品

治疗性药品是指用于治疗疾病所使用的药品,是目前医药市场上药品的主导部分。

（3）诊断性药品

诊断性药品是指用于诊断各种疾病而使用的药品,如胃透视的硫酸钡等。

6. 按药品的使用方法分类

按药品的使用方法分类,有外用药品、内服药品和注射用药品。

（1）外用药品

外用药品是指皮肤表面用药品,如碘酒、风油精、伤湿止痛膏等。

（2）内服药品

内服药品是指各种口服药品,如中药丸药剂、汤剂及各种西药药片。

（3）注射用药品

注射用药品是指各种直接输入(注入)人体血液内的药品,如葡萄糖注射液、青霉素粉针剂等。

（三）医药商品的特征

药品是一种特殊的商品，其特征包括药品的特殊性和药品的质量特征。

1. 药品的特殊性

药品是由医药企业及有关单位提供的一种商品，与其他商品相比有明显的特殊性质，其特殊性质主要有以下几个方面。

（1）药品的专业性

药品和其他商品不同的一个重要特征是有极强的专业性。与其他消费品比较，药品用以维持人们的生命与健康，与人们的生命相关联。药品的使用是有目的的应用，为预防、治疗、诊断疾病时的专用品，目的是调节人的生理功能，进而达到治愈疾病。各种药品有各不相同的适应证，以及用法用量，若没有对症下药，或用法用量不当，均会影响人的健康，甚至危及生命，人们不会在无疾病时去使用药品。药品必须通过合格的医师、药师指导其作用才能得以实现，这和其他商品有很大的不同。如药品说明书有许多专业术语，未受过医药专业教育的人员不能正确理解和解释。因此处方药必须通过执业医师处方才能购买，零售处方药和甲类非处方药的药房（店），必须配备执业药师。同时药品一方面能达到治疗目的，另一方面如果管理混乱，使用不当，则容易危害人们的生命安全和健康，产生严重后果，因此专业性是药品的基本商品特征。

（2）药品的专质性

药品的质量标准与其他商品相比较有着明显的差异，由于药品与人的生命有关，确保药品质量尤为重要。药品一旦混有杂质或有异物，容易出现异常生理现象、毒副作用或药品不良反应，甚至中毒。其他商品有顶级品、优质品与等外品的不同，而药品只有合格品与不合格品的区分。国家药品标准是判断和确保药品质量的保证，也是划分药品合格与不合格的惟一依据。国家推行 GMP、GLP、GCP、GSP、GDP 等质量规范，对药品的研制、生产、流通、使用实行严格的质量监督管理，不允许在国家药品标准外生产药品。

（3）价格的经济性

药品具有社会公共性质，假如药品的价格太高，会使药品的使用价值受到限制，影响人们的生活水平。国家为了保证人们能买到质量保证、价格适宜的药品，对基本医疗保险药品目录中的药品实行政府定价，不由市场竞争自由定价，无论什么性质的医药企业都应该担负起为人类健康服务的社会职责，医药企业也应充分认识到药品定价的经济性，不能仅从经济效益出发而虚高药价，而应将此作为自己向社会尽责的一种应尽义务。

（4）药品的时效性

药品自从生产成商品以后，不像家用电器一样有长期的使用期限，目前我国的药品有效期一般为 2 年，因此药品生产企业、营销部门和医疗单位对药品的使用期限有正常的监控措施，一旦到期就应及时处理。

（5）监督的科学性

药品质量的真伪优劣，普通消费者难以区别，必须由专门的技术人员和专门机构，依据法定标准做出鉴定和评估，出具鉴定报告，任何个人或其他组织的鉴定报告不能作为鉴定依据。由于药品监督有着很强的科学性，因此医药企业除了严格生产以外，对从事医药营销的人员也要加强药品的质量意识教育和管理工作，更好地为人类健康服务。

2. 药品的质量特征

药品的质量是指药品能满足防治疾病使用所要求具备的特征,它直接关系着患者的治疗效果和生命安危,关系到千家万户的幸福与安宁,是各国政府极为重视的产业之一。药品的质量特征主要体现在有效性、安全性、稳定性等方面。

(1)药品商品的功能有效性

药品商品的功能有效性是指在规定的适应证、用法和用量的条件下,能满足预防、治疗、诊断人的疾病,有目的地调节人的生理功能的要求。功能有效性是药品质量的基本特征,如果一种药品对防治疾病起不到效果,则不能成为药品。药品有效程度的表示方法,各国有不同的表述,我国一般用"痊愈"、"显效"、"有效"以区别之。

(2)药品商品的使用安全性

药品商品的使用安全性是指按规定的适应证和用法、用量使用药品后,人体产生毒副反应的程度。大多数药品均有不同程度的毒副反应,因此,只有在衡量有效性大于毒副反应,或可解除、缓解毒副作用的情况下才使用药品。假如某物质对防治、诊断疾病有效,但是对人体有致癌、致畸、致突变的严重损害,甚至致死,则不能作为药品。使用安全性也是药品的基本特征之一。

(3)药品商品的质量稳定性

药品商品的质量稳定性是指在规定的条件下保持其有效性和安全性的能力。这里所指的规定条件一般是指规定的有效期内,以及生产、贮存、运输和使用的要求。假如某物质虽然具有防治、诊断疾病的有效性和安全性,但极易变质,不稳定,则至少不能作为商品药。同时有效成分在单位产品中含量很少的药品,要求均一,若不均一则可能等于未用药,或用量过大而中毒,甚至致死。因此,稳定性是药品的重要特征之一。

二、医药市场

(一)医药市场的特点

医药市场是医药企业生产、经营,消费者购买使用的一个有机的整体,在一个完全的医药市场上,相同的医药商品应该只能有一种价格。尽管医药市场上同一种医药商品由数家或多家制药企业共同生产,但是,假定这种药品的外观和内在质量完全相同的话,如果该药在市场上出现不同的价格时,会使消费者产生一种价格选择行为。这种选择使那些定价较高的药难以销售出去,最终他们只有把价格降到同等水平方可销售出去。所以,在一个完全的药品市场上,过低的价格或过高的价格都不是一种最优决策。过低的价格会使医药企业损失利润,过高的价格会使医药企业失去市场。

其次,不同药品的价格也会产生相互的影响。第一种影响是消费的替代效应和连带效应造成的。如当某一药品的价格偏高时,会促使消费者把目光投向其替代品。这样,随着替代品需求的增加,其价格会有上升的趋势,而原先那种药品由于需求的转移,价格的上升会受到牵制,甚至还可能回落,如果是连带药品,由于需求的同步性,价格也会存在一定的同步性。第二种影响是药品生产和流通过程造成的。药品的生产和流通需要有各种生产要素的投入,因此,生产要素同其产品之间在价格上也会相互影响。如煤炭、电、水等能源价格上涨,必然会增加其产品的成本,从而使药品价格上升。反之,如果一种药品价格上扬,生产或经销这种药品的企业利润也会相应提高,这样会吸引更多的投资进入制药行业,从而又扩大了对该药品生产要素的需求,并推动这些生产要素的价格上扬。

(二)医药市场的结构

医药市场是一个有机的整体,各种药品、各个地区、不同时间的药品供求状况,通过价格这个统一的媒体连结起来,互相影响,互为因果。但是药品市场供求状况依然有其自己的特点,药品的价格在整个市场上虽然互相影响,但却不是互相取代。药品市场有其相合的结构,这种结构特点,正是不同的企业寻找自己营销目标的依据。

习惯上我们把整体市场(第一层次市场)按照一定的标准加以划分。把划分出来的次一个或再次一个层次的市场局部,仍然称为市场。在这些局部市场的前面加上一个具体名称,使其有明确的指向。就医药商品而言,主要有如下几种。

1. 按药品种类划分市场

可分为中药市场、药材市场、化学合成药市场;也可按功效分为滋补药品市场、治疗药品市场、保健品市场。不同的药品虽然在价格和供求关系上有一定影响,但在消费和生产中有相对的独立性。

2. 按人文标准划分市场

可分为儿童用药市场、妇女用药市场、老年用药市场。由于不同的人文特点,每个市场的消费都会受到这些人文特点的影响。

3. 按地域结构划分市场

即按地区、地理等区分市场。一般可分为城市市场、农村市场、国内市场、国际市场等。不同地区由于在生产条件、消费能力、交通及法律等方面的不同,也会形成自己的特点。比如国内市场和国际市场:同一药品在国内销量较大,但一到国外则可能无人问津;也可能相反,在海外很有销路的药品,到了国内市场销路不畅。

4. 按客体组成划分市场

可分为消费者市场、生产者市场、中间商市场和政府市场。

5. 按药品性质划分市场

即处方药品市场和非处方药品市场。

除上述标准外,还有很多其他标准可以把药品市场区分开来。如按使用频率可分为常用药市场和非常用药市场;按产地可分为国产药品市场与进口药品市场。总之,药品市场的划分有很多标准,每一种划分标准,都是从一个独特的角度来剖析药品市场的结构。

(三)医药市场的营销

1. 医药市场的营销特点

(1)医药市场营销的要求

医药市场营销是市场营销的一个专门类型,是探索市场营销中"药品服务具体化过程"的操作方法,具有很强的实践性。医药市场的重点是为医疗保健服务。药品以及任何预防和消除医疗保健空隙的活动、服务或想法,都包括在医药市场营销范围之内。换而言之,医药市场营销与销售药品不是同义词,而有更广泛的含义。

(2)确定医药市场的是患者

参加医药市场营销的人员、机构很多，除药品生产企业、经营企业外，从团体意义上有政府机构、医院药房、保险公司，从个体意义上有药师、医师、病人、病人家属等。医药市场中有各种类型的交易，有药房与病人的简单交易，有从药品生产商—批发商—药师—病人的复杂交易等。

2. 医药市场营销的作用

因为有了生产规模巨大的药品生产公司，有了众多的消费者，所以有了医药营销企业的生存空间，药品消费者太分散，医药生产企业要想直接面对消费者，成本非常高，所以，生产企业不愿意分散精力去做销售业务。因此医药市场营销发挥了积极作用，对医疗保健事业做出了重大贡献。医药市场营销的作用主要表现在以下几方面。

(1)在适当的时机、适当的场合，以适当的品种和数量、合理的价格、准确的信息进行医药营销，满足了人们医疗保健所需的药品和药学服务。

(2)医药市场营销增加了药品价值，药品的价值（病人的利益）可以通过医药营销活动使药品的印象质量提高。如果从社会经济的角度定义药品的质量，那么药品的质量就是若干变量之和，这里的之和是等于有效性＋安全＋临床验证＋经验＋传递给医师及其他专业人员的信息＋制药企业的信誉。因此医药销售不是简单的用钱买药的交易，而是通过医药营销增加了药品的价值。

3. 医药市场的营销评价

由于医药营销至关重要，医药企业在了解其性质的基础上，更要分析其规模，评价其大小，以便使企业能正确选定自己的最佳品种、产量或销量。医药营销市场虽然在客观上也反映了一种药品的供求关系，但在主观上，医药企业把它看作一定时期内市场购买某种药品的最大数量。因此，一种药品营销市场的大小，就是这种药品在一段时间内最大可能的需求量。

影响一种药品需求量的因素很多，主要可以归结为价格因素和非价格因素两类：

(1)价格因素

在一般情况下，如果影响需求量总是表现为一种反向变动的关系，即一种药品的价格越高，市场可能的需求量则越少；价格越低，市场可能的销售量则越大。

(2)非价格因素

对药品市场需求量的影响是巨大的。随着经济的发展，消费者收入的提高，非价格因素的影响将越来越明显。药品作为特殊商品，它的市场需求量较之于其他商品，更易受非价格因素的影响。

①疗效与质量　一般来说，人们对某种药品的需求都是在某个特定情况下产生的。因此，人们首先考虑的是该药品的疗效、质量等因素。具有疗效满意、质量可靠、不良反应小、使用方便等特点的药品，其市场需求量较之于其他药品要大得多。如青霉素这种药品，国内有多家制药企业生产，但一些名牌厂家由于其产品质量可靠，赢得了广泛信任，所以其产品往往供不应求。

②医疗保险制度　在现阶段，我国国家公务员与企业职工大多享受医疗保险，因而药品消费数量与品种结构较易受到医疗保险制度的影响。由于各地医疗保险制度存在一定的差异，而且经济发展水平、居民文化素质高低不一，各地对同一药品的消费必然会不一致。毫无疑

问,用药能够报销的品种较之于不能报销或不能全额报销的品种,在用药档次与数量及品种上都要高得多或多得多。这些因素反映在药品销售行为上的差异也是显而易见的。

③需求者偏好　由于很多医生与患者较易受心理等方面因素的影响,一种时尚的流行、一位名人的示范及一位旁观者的体验都可能产生很大的趋同效应,促成很大的消费行为变化。很多医药企业深知偏好的重要,因此愿意投入大量的广告宣传来创造一种偏好,从而扩大药品的营销市场。

④经济能力　经济承受能力对消费者需求的影响是显而易见的。就药品而言,消费者的经济承受能力越大,可能的需求量就越大。这种影响不只表现为单纯的数量增加,更多的时候表现为用药档次的差异,档次提高了,低档次的药品需求量可能会减少。

⑤相关药品的替代　如果两种药品的功效相同或相近,那么,一种药品需求量增加后,另一种药品的需求量相应就会减少,这种现象被称为市场的替代效应。

⑥用药习惯　我国幅员广大,地理差异明显,生活习俗不一,因此,各地用药习惯、发病等情况不尽一致,反映在药品营销市场往往也有明显差异。

以上是影响一种药品市场需求量的一些主要因素。此外,医药企业要销售药品,就必须有消费者。从理论上讲,人口越多,医药企业的潜在营销市场就越大。

(四)医药市场的竞争

医药企业和消费需求的多少、生产投资的规模与产品技术的复杂程度以及各种市场的信息畅通与否,都会对一种药品在市场的竞争类型产生影响。不同的药品市场竞争类型,对医药企业的营销决策有很大关系。医药企业在制定药品价格、确定生产规模和生产数量时都必须认真考虑药品的市场竞争类型。药品市场的竞争类型大致有以下四种。

1. 完全性竞争

完全性竞争一般需具备如下三个条件:①供求者众多:每一个供求量或市场额同全部市场供求量比都很微小,所以没有任何供求独立地影响价格。②产品同质:不同的制药企业生产的该药品从外观到内在质量完全相同,不存在产品差异,因此任何人不能凭借自己的药品特色左右消费者。③市场信息畅通:该药品的各种市场信息都是公开的,供求双方对价格、销售地点、药品质量和其他交易条件都非常了解,因此不可能存在任何商业欺诈。完全竞争的药品在现实市场上很少。在完全竞争的条件下,卖主只能遵从现行的市场药品价格水平。

2. 完全性垄断(纯粹垄断)

即一种药品完全由一家医药企业生产或销售,同时不存在任何可替代该药品的其他药品。在这样的市场上,消费者唯一的选择就是买与不买。因此,拥有本类药品的医药企业可有自己完全独立的营销策略。完全垄断的药品,医药企业不可以任意提高价格。过高的价格,会受到消费者的抵制,有时还会受到当地政府的干预。

3. 垄断性竞争

即处于一种完全性竞争和完全性垄断之间的竞争形态,但更接近于完全性竞争的状态。由于不同的消费者对不同厂家的特色偏好不同,医药企业可以利用消费者的偏好对药品作一定程度的垄断,从而制定自己独立的营销策略。

产品差异的存在是垄断竞争区别于完全竞争的根本特征。这些产品差异可以基于某些因素,如心理因素及其他因素(广告、包装、品牌)等,甚至经销网点的地理位置,都可能使买主产生对产品不同的感觉。这种感觉越强烈,医药销费者对其所喜欢的产品依赖性也就越大,被其他同类药品所替代的可能性就越小。

4. 寡头性垄断

即某种药品由少数几家大制药企业生产,每个厂家的产销量在整个市场的份额都很大。寡头性垄断也是介于竞争和垄断之间的一种市场类型,但它更接近于垄断。由于寡头性垄断的营销实力都很强,对市场的影响都很大。在这种类型的市场,各寡头之间往往也缺少独立的营销决策,取而代之的往往是相互之间的联合行为。

(五)医药市场的需求

1. 以需求为出发点

自从市场营销观念产生之后,企业的市场经营行为发生了重大变化,过去药品的产销顺序是:计划→生产→包销→消费,而现在则转化为:市场预测需求→计划→生产→销售→消费。消费者的需求从最后的位置转向了首位,需求变被动为主动,成为左右制约企业生产经营活动的出发点。只有从需求出发生产的药品,才能受到临床医生及患者的欢迎,才能把药品转化为投资回收和获得利润。因此,医药企业必须成立强有力的市场调研部门,了解市场需求特点和需求动向,根据市场需求安排生产。此外,医药企业的各种营销策略,也要以市场需求为出发点,如产品设计、价格制定、广告宣传等,都必须从需求者的立场出发。市场需求有多种状态:

(1)否定需求(负需求)

否定需求(负需求)指可能的需求者对医药企业提供的药品具有某种的否定情绪,他们讨厌这种药品,甚至愿意付出一定的代价来避免它们。比如传统认为夏不宜进补,年轻人不宜进补,这样,在夏季或很多人的年轻时代,对一些滋补药品就有了否定需求。但事实上,被需求者否定的药品却能向他们提供一定的利益。需求者之所以存在否定情绪,大多因为其对药品特性缺乏了解,具有某种偏见,因此,医药企业营销的任务是分析市场为何不喜欢此产品,研究如何经由改变产品设计、改变产品的性能或功能、降低价格和正面促销的市场营销方案来改变市场的看法,以转换他们的需求,使其成为本企业现实的医药消费者。

(2)无需求

无需求指潜在需求者对医药企业的产品不感兴趣或漠不关心,既无负需求,也无正需求。其主要原因在于消费者不能正确地认识药品功效与自己需求之间的关系,比如大多数身体健康者把用于防病治病的药品看成是病患者的专用物品,而未意识到出于预防需要有时也需使用这种药品;也有的无需求是因为市场缺少使用特定药品的特定环境,比如在炎热的夏天,人们多习惯于不使用滋补药品。对于无需求,医药企业营销的任务在于刺激需求,使无需求的消费者产生需求;对于缺少消费环境的市场,医药企业则可以通过各种方式和手段营造出各种适宜的小环境,以刺激需求;必要时可根据特定事实环境对产品进行适当的改进,使之适合某种特定环境。

(3)潜在需求

潜在需求指潜在购买者对医药企业现实产品的需求,或是对尚未问世产品的期望。如人们对于滋补保健品,既希望使用时能起到补养身体、有益健康的作用,又担心会引起不良反应。

因此，人们肯定有一种潜在需求，希望有一种滋补保健品既能补养身体，有益健康，又很安全，没有任何不良反应。潜在需求随处可见，这是医药企业挖掘不尽的巨大市场。基于此，医药企业的营销任务是发展需求，不断开发新的产品，努力发掘老产品的新功效。

（4）退却需求

指市场对某种或某类药品的需求低于正常水平，并且正处于进一步趋向衰退之中。很多退却的需求并不一定是产品落后造成的，大多数退却需求是由于时尚的转化、新产品的替代而发生。如建国以来，由于西药品种不断地增加，而使患者对中药的需求大为降低，中成药品种不断增加而降低了对中药饮片的需求，但是中药与中药饮片却依然有着西药或中成药所无法替代的优越性。对于退却需求，医药企业营销的任务是进行再营销，以再生需求。当然，再营销不是简单重复过时的营销行为，而是要根据新的消费特点赋予老产品以新的特征，使老产品带给消费者以时代感。

（5）不规则需求

不规则需求指供求之间在时间或空间范围上的脱节。比如众多抢救药品，只是在有患者时才有需求；再如防疫抗疫药品，只有在疫情发生时才会产生需求。对于不规则需求，医药企业营销的任务是通过同步性营销配合需求，使供求之间在时空上的矛盾减至最低程度，从而降低库存，获取效益。

（6）充分需求

指医药企业的某种（类）产品的目前需求水平和时间等于企业期望的需求水平和时间，这是一种企业最理想、最满意的需求情况。但是在千变万化的药品市场上，任何充分需求都不可能永久存在，作为一个医药企业，对于充分需求必须根据市场出现的情况随时调整营销策略，进行维持性营销以保持需求的理想状态。

（7）过度需求

过度需求指需求超过了医药企业所能或所愿提供的供给数量。过度需求从表面上看是产品的供不应求，但实质并非如此。比如某家制药企业出于策略需要，将某药品先期投入一定量于目标市场，再辅以种种促销手段，将需求刺激起来后，将其药品投放量减少，待控制一定时间，然后上调其价格再投放市场，这样既刺激了市场需求，又增加了利润。对于常态的过度需求，制药企业应采取必要措施，如增加销售限制等，以期把需求降到理想水平。

（8）无益需求

无益需求指消费者对某种事实上有害于他人或社会的药品需求。就药品而言，人们对用于治疗目的以外如麻醉药品与壮阳药、兴奋剂等需求都属于无益需求。对无益需求，医药企业营销的任务是通过反营销措施来限制这类需求，以保障人民健康为己任，把社会效益放在首位。

（9）无弹性需求

需求弹性是指商品价格变化对相应商品的需求量变化的影响程度。商品的需求弹性一般可分为五类，即完全弹性需求、弹性需求、部分弹性需求、无弹性需求、完全无弹性需求。

处方药对人们健康必不可少，在合理的限度内，无论价格怎样下降，不会也没有理由去购买比实际需要还要多的药品，基本上无弹性需求。但由于受医师处方考虑价格问题的影响，以及各种仿制药改头换面调整价格、保险公司选择价格较低的处方药列为报销药等的影响，处方药便不是完全无弹性需求。当然个别特效的抢救药品需求完全无弹性。从总体上看，处方药的需求属无弹性。

非处方药品种甚多,人们选购时考虑价格因素较多,但与其他消费品如服装、饮料之类也不相同。因为它有医疗保健的作用,有适应证及疗效问题,因此为部分弹性需求。

(10)季节需求

季节对药品的总需求量影响不大,但部分处方药、非处方药的需求量受季节变化影响,呈现季节性需求。因为一年四季气温不同,许多疾病的发病率不相同,季节变化导致有的疾病发病率增加。例如冬季患呼吸道疾患的人多,治感冒咳嗽的药品、抗感染药品需求量增加;春季百花盛开,患皮肤过敏的人增多,抗过敏药需求量增加;冬、夏二季心脏病发病率增高,心血管药品需求量增加;夏季皮肤疾患病人多,皮肤病药品需求增多。药品的季节需求,对制药企业制定生产销售计划很重要。

(11)指导需求

处方药是医师指导医药消费者的商品。制药企业、医药公司派出的医药代表重点向医师推销处方药,特别是新药。医师是指导、决定病人使用处方药的人,处方药的消费医师起了决定性作用。另外,药品标签、说明书、广告等,对使用非处方药的人,也起着极重要的选择指导作用。执业药师在指导医师、病人使用处方药、非处方药中发挥了重要作用。

总的来说,由于防治疾病服用药品是专业性很强的活动过程,而且病人病情各异,药品品种成千上万,服用错误可能导致严重后果,为此药品的指导需求很突出。

(12)首要需求

药品的首要需求表现为对药品类型的需求,例如对缓释口服避孕药类的需求,对防治老年痴呆症类药品的需求,对抗骨质疏松或骨质增生类药品的需求,对广谱抗生素的需求等。首要需求的欲望将从药品类型新概念或药品类型变化的新概念得到满足。由于人们对更好的防治疑难重症药品的期望,反映了首要需求,为此制药企业在营销工作中十分重视这点,在宣传中常用"第 X 代"药品的形容词表示药品类型的创新性。另一方面在新药销售时,首先要给医师全面详细地介绍该药品,包括药品的副作用。

2. 影响需求的因素

药品的需求除受供方与需方的相互作用影响外,国家的卫生保健制度和计划对它们的影响也很大。例如英国实行国家卫生服务制度,当人们患病或不能工作时可享受免费医疗,由国家支付医疗费用,由全科医师服务、公共卫生服务及公立医院服务开出的处方药品可以免费。免费药品名单由国家卫生服务药品咨询委员会制定和修订,国家卫生部门公布。

案例阅读

如何精耕农村医药市场

随着人们生活水平的提高及小城市建设步伐的加快,未来县乡村三级市场的药品消费必然不断提高,占领农村市场必然会给企业带来丰厚的回报,提升产品和企业的品牌,同时也只有在农村及城市两个市场上都丰收的企业才会更有竞争力。

一、认识农村市场

农村市场广义的讲就是指县级以下的广大市场,含县城在内。开发农村市场应作为企业的一种市场战略,农村市场应是企业整个市场的一大组成部分,并且农村市场的潜力巨大,竞争压力相对城市市场较小。

二、开发农村市场的操作步骤

（一）开发农村市场,一般遵循以下原则

（1）农村市场一般以县城为营销中心,再分片设立分支营销机构,根据具体县市的规模及分支机构的多少,确定县级营销中心的负责人及相应的工作人员。

（2）每个营销片区的分支机构要保证有2名以上的员工。

（3）招牌业务主办要求是常驻当地的,但不能集中在某一片区招聘。

（4）根据企业宣传工作的具体要求,招聘若干名专、兼职宣传员。

（5）为保证员工队伍的稳定性,招聘员工不能片面强调学历,但亦不能太低,一般以高中为宜,诚实、吃苦耐劳应首选。

（6）当地员工招聘工作完成后,应当对员工进行培训。

（二）详细准确的调查以下内容

①镇（乡）村的数量及相应的人口数;②主要经济来源;③多发病、常见病;④医院、卫生院、村卫生室的分布情况及数量;⑤医药公司、药材公司及批发部的分布情况及数量;⑥集市、庙会的日期及习俗;⑦主要行政部门及人员、当地各镇（乡）、村有影响的人士;⑧交通状况;⑨其他与市场相关的情况。

（三）制定相应的工作计划

①当月计划开发哪几个乡镇;②要开发的乡镇人员的分配情况;③采取的相应宣传方式及频率;④销售渠道及经费如何开支等。要求尽量数字化,不能量化的也要制订相应的考核标准。

（四）组织实施

农村市场切忌城市化操作:任何时候都要讲投入产出比,严格费用控制,活动前有周密细致的计划安排。组织实施主要有以下几种形式。

（1）固定终端（医院、药店、诊所）促销　医院、药店、诊所是产品重要的销售场所,应有专门的人员负责进行定期的高频次拜访和促销。工作的内容是宣传、维护客情关系和产品促销。

（2）活动促销　密切关注村镇的庙会、集会、大型影剧会、重大节日集会,根据需要也可组织类似的大型集会进行活动促销。

（3）下乡促销　根据产品适用点、结合地方易发多发病实际,邀请1~2名专家开展下乡送医活动。下乡的目的要明确,以敬老、儿童健康、普及医疗保健为主题。

（4）开发县及重点乡镇医院。

（5）合理的媒介投放。

（五）监督检查及总结

监督检查是保证工作落实到位的基本方法,这项工作必须由专人负责。每进行一个阶段的工作后,根据工作情况、监督检查的结果,进行及时的工作总结和经验交流。

三、农村市场的网络建设

（1）关系网络　无论地区大小、贫富,都不可忽视取得当地有关部门对企业合法宣传工作的支持。

（2）宣传网络 可选择：①入户宣传网；②学生宣传网；③口碑宣传网；④户外海报、墙报、房标宣传网；⑤终端宣传网。建立农村医院及药店网，因为这里基本不受环卫、城管、工商等方面的限制，可在这些销售终端作宣传，但要尽量公益宣传结合。

（3）销售网络 当市场正式启动后，可组织有乡镇医生参与的宣销义诊服务队，在各镇、村做轮回的宣传义诊服务，同时附带销售产品。

（4）管理网络 农村市场面积大且分散，没有完善的管理网络，工作落实就会受到严重影响。首先要实行层级管理，同时要建立农村市场工作的监督检查系统，以保证工作正常进行。

另外，在精耕细作农村市场的同时，一定要考虑用适合的产品、低成本开发市场。如果企业的产品较少，市场潜力较小是不宜大规模建设队伍来开发市场的，可以采用另外一种模式进行低成本的市场推广，比如对以覆盖周边的商业进行长期促销或开推广会，推广会的多样性、长期性和广泛性是打开农村市场的关键所在。

第三章　医药市场营销环境

医药企业市场营销环境指的是与医药企业的市场营销活动过程有不同程度联系,并影响医药企业市场营销成果的各种因素的总和,它包括外部环境和内部环境两个方面。外部环境因素不断变化,为医药企业的市场营销决策提出问题;内部环境服务于市场营销决策和市场营销活动过程,各内部因素的变化和协调程度体现解决问题的能力、方法和效果。医药企业的市场营销活动则是联系医药企业外部环境和内部条件的桥梁和纽带。有效的市场营销活动必能促成医药企业内部条件和外部环境的和谐统一。反之,当医药企业的市场营销决策脱离了市场营销环境的任何一个有用方面,或任何一个因素的不协调,必然导致决策执行过程和结果的失效。

一、医药市场营销环境的特征

市场营销环境是企业生存和发展的条件。市场营销环境的变化,既可以给企业带来市场机会,也可以给企业造成严重威胁。由于生产力水平的不断提高和科学技术的进步,当代企业外部环境变化的速度远远超过了企业内部因素变化的速度,企业的生存和发展愈来愈决定于其适应外界环境变化的能力。企业要在复杂多变的环境下驾驭市场,就必须认真研究市场环境的特征。

市场营销环境是一个多因素、多层次而且不断变化的综合体,对市场环境的研究是一项复杂的工作,要搞好市场环境研究,首先必须了解它的特点。一般地,企业市场营销环境有以下特点:

1. 客观性

医药企业总是在特定的社会经济和其他外界环境条件下生存、发展的。因此,不管承认与否,医药企业只要从事市场营销活动,就不可能不面对着这样或那样的环境条件,也不可能不受到各种各样环境因素的影响和制约,包括微观的、宏观的方面,所以说医药市场营销环境存在着客观性。

2. 差异性

医药市场营销环境的差异性是指不同的医药企业受不同环境的影响,同一种环境因素对不同企业的影响也不相同。如不同的国家、地区之间的人口、经济、社会文化、政治、法律、自然地理等各方面存在着广泛的差异性,这些差异性对企业营销活动的影响显然是不相同的。

3. 相关性

医药市场营销环境是一个系统,在这个系统中,各个影响因素是相互依存、相互作用和相互制约的。比如药品的价格不仅受市场供求关系的影响,还受到政府政策等的影响,也会受到当地经济水平、生活指数的影响。

4. 不确定性

一方面医药企业市场营销环境不是一成不变的，而是不断变化的；另一方面，环境具有复杂性，许多事物都会影响到营销的成败，所以管理者应该认识到任何事情一旦处理不好都有可能导致营销的失利。

5. 不可控性

医药企业宏观营销环境往往并不是哪一个或哪几个企业、组织就能控制的，也不是企业想变就能变的。

除此之外，开展医药营销活动还应该注意医药产品的同质性、服务的同步性、服务的超前性、盈利的不合理性（主要指高利润和营销方式、机构的垄断性）等特性，以保证营销活动的顺利开展。

二、医药市场营销环境的类型

对医药企业市场营销环境的分类，可以帮助企业认识哪些环境直接影响医药企业的生死存亡；哪些环境与医药企业的市场营销直接相关，哪些是间接相连；哪些环境只能适应，哪些环境可以改变。为此，首先应确定分类标准，正确进行分类，以利于医药企业在进行环境分析时分清主次，抓住要害，使决策有针对性。

（一）微观环境和宏观环境

对医药企业按市场营销环境影响面的大小分类，可以分为微观环境和宏观环境。

（1）微观环境

微观环境包括微观内部环境和微观外部环境。其中微观内部环境指的是医药企业内部各职能部门的设置及部门之间的关系、协调统一的状况。微观外部环境是指供应商、市场营销中间商（也可是经销商、分销商、商流终端——营业柜台等）、消费者、竞争对手和公众。

（2）宏观环境

宏观环境包括人口环境、社会环境、经济环境、技术环境、政治法律环境、自然环境、文化环境等。

（二）内部环境和外部环境

按医药企业的所处空间可分为内部环境和外部环境。

（1）内部环境

内部环境是指决策层、管理层、财务部、研究开发部、采购供应部、生产部、会计部、教育培训部等在市场营销协调过程中所起的作用。对于这些环境因素，医药企业可以通过自身的努力进行适当的调控和改进，以达到最佳协调效果。

（2）外部环境

外部环境是指那些医药企业自身不可控制的，只能适应或退却的环境因素。比如国家政策调整和法律条文的变更等，医药企业无法更新，只有服从。

（三）直接环境与间接环境

按市场营销环境对医药企业的作用程序，分为直接环境与间接环境。

(1)直接环境

直接环境指供应商、经销商、消费者、竞争者、行业法规、税收政策、行业技术革新及医药企业内部各职能机构、资金管理制度等与药品有直接关联的环境。

(2)间接环境

间接环境指人口、社会、经济、政治、法律等环境,由于它们与药品之间没有直接关联,只是间接地影响市场营销环境。

在现实市场营销环境中,医药企业采用这一划分标准应注意两者的可转换性和无明显的作用大小差异性。随着时间的推移和市场营销目标的变化,直接环境有时转化为间接环境,反之亦然。

三、医药市场营销环境的分析

医药企业所面对的市场营销环境因其所在地域、时间、所处行业、自身规模等不同而千差万别,各环境因素对不同医药企业的市场营销作用方向、方式、力度、持续时间也不同,医药企业在进行环境分析时必须充分考虑自身特点,切不可生搬硬套,形而上学地研究问题。下面这些市场营销环境对医药企业市场营销的影响方式、方面、轻重等各有不同,如能正确分析、科学利用,会对医药企业市场营销效果产生深远影响和作用。

(一)宏观环境分析

医药企业虽然有各自的市场营销领域和服务范围,但无一例外地与一个区域内的人口、经济、政治、技术、自然、法律、文化、民俗、道德等有千丝万缕的联系。这些宏观环境制约着医药企业的市场营销活动。

1. 政治法律环境

政治法律环境主要由政党、政府机构、法律部门构成。政党通过执政、参政、议政来影响政府的行政行为,政府则通过政策和指令行使职能,并与立法、司法部门共同对医药企业市场营销实行宏观调控。

(1)政治法律环境方面的意义

①政治法律环境可以保护医药企业之间的利益互不受损。如《反不正当竞争法》、《商标法》、《专利法》、《经济合同法》、《公司法》等,这些法律的制订就是防止医药企业之间无序竞争,法律可以制裁商标、专利的侵权行为,确保当事人的权利和义务,法律是医药企业公平竞争的有力保障和规范依据。

②政治法律环境规范商家行为,保护消费者利益不受损害。我国近年陆续颁布的《消费者权益保护法》、《广告法》、《药品质量法》、《标准计量法》、《食品卫生法》以及大量的药事法律法规等,都是从法律的角度规范商家的行为,保护消费者的合法权益,使医药企业的公平竞争更好地为消费者服务。

③政治法律环境能确保社会利益不受失控的商业行为的损害。如《环境保护法》、《海洋法》、《森林法》、《矿产资源法》等,对于限制和取缔商家掠夺式破坏性的市场营销起到了应有的作用。

④政治法律环境既约束医药企业尽义务,又保证医药企业正当权益不受侵害。如《税法》、《行政诉讼法》等既要求医药企业按章纳税,又保障医药企业在无章摊派或在不合理收费困扰

时,有要求政府有关部门依法行政和行政诉讼的权利。

（2）政治法律环境方面的作用

从国家、政府有关经济发展的方针、政策分析,稳定的政治法律环境有以下三个方面的作用。

①稳定的政治法律环境,可以控制和调节国家经济发展的速度与投资规模,影响社会购买力的大小。

②稳定的政治法律环境,可以使政策限制或鼓励医药企业的生存空间。

③不稳定的政治法律环境,可使政策失误,导致整个社会投资结构的不合理,引发社会危机,影响每一个医药企业的市场营销。

（3）政治法律环境的影响

一个国家或政府的政权、政策是否具有稳定性和连续性,对医药企业能否可持续市场营销产生的影响远远大于医药企业本身的市场营销计划。如 1998 年 5 月发生的印度尼西亚骚乱和残害华人事件,对整个印度尼西亚的华人社会和华人医药企业的市场营销都是惨重的打击与创伤;又如日本内阁的频繁更替,诱发整个日本乃至西方股市的波动,对医药企业的正常市场营销极为不利。

2. 自然环境

医药企业市场营销活动不仅要适应经济环境,还必须适应自然环境。自然环境与自然资源有着密切的关系。自然资源的范围比较广泛,如果以资源的可更新性质为标准,分为可再生资源、不可再生资源及恒定资源三大类。随着世界各国经济的发展,有限的可再生资源和不可再生资源正在不断地遭到鲸吞蚕食。由于某些资源短缺,能源成本增加,与此同时,环境污染日益严重,加上各国政府自然资源管理方面的干预,使医药企业面临着自然环境的严重挑战,同时也为那些警觉的医药企业创造了市场机会。如国外一些公司研制了一种一次性使用的塑料软饮料包装瓶,这种包装瓶在固体废物处理时,可用生物催化的方法进行处理,从而保证了自然环境。

3. 经济环境

经济环境是指影响医药营销活动的各种经济因素,包括工农业生产布局与发展水平、国民收入、居民家庭的平均收入及支出状况、市场物价水平、消费信贷及居民储蓄,以及我国经济体制改革进程、市场体系完善程度等。而影响医药营销决策的最直接的因素是社会购买力,影响购买力水平的主要因素有收入、价格、储蓄及信贷等。

就医药企业的供应环境而言,如果社会物价指数上涨过快,货币发行量过大,则意味着采供成本提高,增加了医药企业成本的消化难度。而失业率的提高又意味着劳动力成本的相对降低。必须明确的是,经济变量的有些方面对医药企业的市场营销活动是单向的,有些则是利弊相承双向的。如社会总供给过大时,对医药企业市场营销是威胁,总需求充分则是福音。个人人均收入低,必然引起购买力低,而购买力低,则意味着有效需求不足,医药企业药品销路不畅,市场营销处于危机。居民储蓄率高、数额大,对消费市场不利,但对生产市场营销资金的筹措则相对宽松。适当的通货膨胀、货币贬值对药品出口有利,外贸市场营销医药企业受益。但如果通货膨胀过度,则会引起泡沫经济的产生,最终危害医药企业的市场营销,诱发社会的不稳定。

4. 人口环境

人口是构成市场的基本因素。在收入一定的情况下,一个国家总人口的多少,决定了市场容量的大小。众所周知,任何一个企业的产品都不可能面向所有的人口,所以,除了分析、考察一国或地区的总人口之外,还要深入分析、研究人口的地理分布、年龄、结构、性别、家庭单位及人数等。

人口环境对市场营销的影响不容忽视,没有人群的地方不会有市场,而人群越大市场也就越大。对人口环境的影响我们应注意以下几点:

①人口环境的各方面往往同时影响医药企业的市场营销。

②人口环境各要素之间往往互相影响和制约。

③研究人口环境对医药企业的影响时,应根据医药企业自身所处行业和药品特点,重点选择人口环境中的某几个要素。

④人口环境中某几个因素相近,决不意味着医药企业市场营销环境相似,因为其中某个(或几个)因素不同,可能导致整个人口环境质的差别。

⑤人口环境往往与其他环境共同作用于市场营销活动。

医药企业的市场营销决策者必须密切注视上述人口特性及发展或动向,因地因时制宜。

比如湖北、湖南、江西三省人口约1亿7千万,江苏、浙江两省人口也1亿7千万,但两区域人口的购买力和消费结构不可同日而语。究其原因,应从两大区块的整个经济状况、人均收入水平、文化素养期望、消费习惯、消费心理方面找差异。以两地婴幼儿断奶食品的调查为例,资料显示1998年上半年,杭州贝因美公司在鄂、湘、赣三省销售额不足200万元;而在江、浙、沪市场销售额却高达1500万元。这里固然有该公司对两地投入的不同、宣传不同和导入期不同的原因,但更主要的原因则是两地购买力和消费观念的差异。

5. 社会文化环境

社会文化环境通常是由价值观念、伦理道德观念、风俗习惯、宗教信仰等内容构成。不同的社会文化环境,对就医者的观念、态度和行为标准产生不同的影响,使人们的生活方式产生差异,因而其购物具有不同的要求。医药企业开展营销活动,必须深入调研社会文化环境,调研内容主要有:

(1)教育程度

教育程度不仅影响劳动者收入水平,而且影响着消费者对商品的鉴赏力,影响消费者心理、购买的理性程度和消费结构,从而影响着企业营销策略的制定和实施。教育程度不同,对健康的认识也不同:文化层次高的人,更有保健意识,从而愿意增加对医疗保健的投入;而文化程度低的人,由于经济方面的原因或者保健意识不强,不愿增加对医疗保健的投入。医药企业在制定营销策略时,一定要综合考虑各种人口因素,有目的地开展适合不同人群、不同层次的医疗需求。

(2)价值观念和伦理道德观念

价值观念和伦理道德观念价值观念指人们对社会生活中各种事物的态度和看法。不同的文化背景下,价值观念差异很大,影响着消费需求和购买行为。对于不同的价值观念,营销管理者应研究并采取不同的营销策略。价值观念和伦理道德观念不同,人们的就医心理和行为也会有很大的差别。比如,未婚的姑娘怀孕,一般是不愿意让人知晓的,有的甚至到医院流产时用的是假名。还有得了性传播疾病的人,一般不会找熟悉的医院或者是熟悉的人诊治,这些都是受着我国传统文化道德观念的影响和约束。

（3）风俗习惯

不同民族的风俗习惯对医疗市场也有一定的影响。我国是一个多民族国家，不同的民族节日不同，风俗习惯不同，就医的习惯也有很大不同。在我国少数民族地区，除了西医、中医外，还有藏医、蒙医、维医等，这就意味着不同的民族对医疗服务的需求也是不同的。相应地，不同地区的医药企业，在确定营销战略时，也必然有很大差别。

（4）宗教信仰

人类的生存活动充满了对幸福、安全的向往和追求。在生产力低下、人们对自然现象和社会现象迷惑不解的时期，这种追求容易带着盲目崇拜的宗教色彩。沿袭下来的宗教色彩，逐渐形成一种模式，影响人们的消费行为。不同宗教信仰的就医者，其价值观念、审美观念和生活方式都有很大的不同，因而在就医习惯和要求上各不相同。医药企业要根据不同信仰者的习惯，制定符合他们宗教信仰特色的医疗服务模式。

（5）消费时潮

由于社会文化多方面的影响，使消费者产生共同的审美观念、生活方式和情趣爱好，从而导致社会需求的一致性，这就是消费时潮。消费时潮在服饰、家电以及某些保健品方面，表现最为突出。消费时潮在时间上有一定的稳定性，但有长有短，有的可能几年，有的则可能是几个月；在空间上还有一定的地域性，同一时间内不同地区消费时潮的商品品种、款式、颜色和方式可能不尽相同。目前美容需求也日渐升温，对外表形象美的追求，促使许多女性做各种美容手术，如割双眼皮、抽脂、激光去斑，乃至人造美女的出现，这也构成当前医疗服务消费中一道亮丽的风景线。

6. 技术环境

医药企业所面临的技术环境，决定了医药企业在生产和市场营销中所处的技术附加值含量定位，一定程度上也影响着医药企业在竞争中的地位。就我国医药行业而言，医药科技新老更替速度逐渐加快，主要表现为新老药品的更新换代周期越来越短。原有的制药方法逐渐被物理、化学、生物制药代替，一些交叉学科的新成果广泛应用于药品研制，新药大量涌现。

医药企业市场营销者在分析技术环境因素时，必须注意该环境的以下几个特点。

（1）普遍性

技术环境的普遍性使现代医药企业的生产市场营销活动离不开科学技术，科学技术的作用已渗透进入每个医药企业。任何医药企业如果无视技术的日新月异，而故步自封，则其药品服务在质量上、技术上、附加值上无法与对手相抗衡。所以每一个医药企业必须加强自身的药品和工艺的研究开发功能，必要时合法引进他人的科技成果，以推动医药企业的进步和发展。

（2）时效性

技术环境具有极强的时效性，一种工艺、一个配方，一般来说很快就会被更新更好的工艺、配方代替。因此，医药企业应认真分析本行业或相关行业的技术现状，做到引进技术不落后、不上当，自行研究开发起点高，不重复他人已有的成果。这样，医药企业市场营销才能抢得科学技术环境的"头口水"，才能使技术优势，配合资金、人才、管理、规模等优势立于不败之地。

（3）功利性

技术环境具有很强的功利性，表现为谁拥有技术谁就拥有可能的财富，谁能利用好拥有的技术，谁就能创造经济效益。技术本无功利性，但技术的研究开发和使用必然意味着资金的投入、收回与利润。

因此,医药企业无论处在什么阶段和何种规模都必须时刻注意技术投入,提高药品的技术含量,加快新药品的开发和生产,尽可能网罗技术人才为医药企业所用。

(二)微观环境

市场的微观环境,是市场营销学的一个重要研究领域。通常的研究把市场营销环境分为可控和不可控因素。不可控因素指政治、法律、人口、经济、科学技术、社会文化等宏观因素;可控因素指的是影响企业营销的所有内部因素,其主要内容是产品、定价、渠道、促销。其实,介于这二者之间还有一个微观环境的问题。

微观环境指的是企业内部环境、市场营销渠道、竞争者、顾客和各种公众等因素。

虽然微观环境与宏观环境都是影响企业的外部因素的集合,但两者是有区别的:第一,微观环境对企业市场营销活动的影响比宏观环境更为直接;第二,微观环境中的一些因素在企业的努力下可以不同程度地得到控制。把市场营销环境分为宏观环境与微观环境,有利于区别和掌握两类不同环境对市场营销活动的作用程度。

1. 医药企业的内部环境

医药企业的内部环境主要指员工素质、职能部门的设置、人员的配备及管理者与被管理者、各职能部门之间工作的协调状况等方面。内部环境的好坏直接关系到医药企业市场营销的成败。下面的案例可以告诉我们医药企业内部环境对市场营销的作用意义。

> 某公司经过市场调查,确认北京市场部需要对北京市场供应某生物药品,这一信息被及时传递给市场营销部的市场营销总监(经理)处,总监经过信息处理,及时把信息传递给总经理,总经理经董事会同意命令开发部研究开发,一旦开发成功,营运部根据开发计划,及时采购原材料,再由药品开发部组织生产或监督他人生产。生产出成品后又回到营运部的仓储部门。与此同时,市场营销部在财务及总经理办公室的协助下进行企划和宣传,帮助北京市场部推广药品。北京市场部从仓储提货,办理有关手续,然后把该生物药品发送给北京经销商并进行跟踪服务。这一过程结束后,北京市场部必须把回笼的货款交财务室并办理有关手续,总经理办公室及人事和行政事务部门对北京市场部经理进行考核,发放报酬。

上述过程充分说明,在这个内部动作系统中,各部门必须通过合作才能完成市场营销目标。如果有一个相关部门不配合,就无法动作。当医药企业内部环境出现不良情况时,要及时进行策略性整改,使内部动作系统能完全一致。实际上公司内部机构的运作和协调远比上述例子复杂,要求市场营销者(管理者)认真审视、分析才能权衡这一环境的优劣。

医药企业内部市场营销的微观环境不是一个封闭系统,是一个相对独立的开放系统,而且远不止机构设置和机构间协调那么简单。它还应包括医药企业的市场营销理念,医药企业的管理是否有效,识别和捕捉市场机会的能力及时效,医药企业的创新思维和能力,医药企业本身的文化状况等。在分析和研究医药企业的市场营销环境时必须先自行检查医药企业内部的环境,合理进行这一环境的评价和定位,做到知己、知不足、知进取。

2. 医药企业外部微观环境

(1)外部微观环境的意义

如果说医药企业的外部宏观环境是医药企业生存和发展的"大气候"的话,那么医药企业的外部微观环境则是直接实质性地作用于医药企业的市场营销。医药企业无法回避外部微观环境,而且不能像改造内部微观环境一样改造它,只能是适应和协调它。

(2)外部微观环境类型

医药企业的外部微观环境大致包括供应商、经销商、分销商、金融机构、竞争对手、顾客、公众、传媒和政府有关执法机构等。

①供应商　它是指向医药企业及其竞争对手供应药品和劳务所需的各种资源的医药企业和个人。一般来说,选择供应商时应在公开、公平、公正的前提下,对多家供应商进行有关情况的调查比较,从中选择综合评分最高的一家或几家作为相对稳定的供应商。

医药企业与供应商的关系应当是互相友好、平等互利的伙伴,而不是竞争对手。因此,医药企业应设法与一些主要的供应商建立长期的供销关系。但是在处理与供应商之间的关系时也应注意:避免过分依赖于某一个供应商,让供应商牵着鼻子走,受制于它的苛刻条件(如货款结算、涨价要求、降低质量标准等);防止供应商与医药企业的采购代理人互相勾结,进货把关不严,医药企业财产流入个人手中,最终因价高而导致成本上升,或因质量劣次影响医药企业药品质量;防止供应商之间串通一气,哄抬物价,使公司受损。

可以这样说,有的供应商不光为医药企业提供优质药品和原料,而且可以在一定程度上缓解医药企业的资金压力和市场营销资源配备不足的负担。医药企业应认真分析这一市场营销环境,充分利用好这种环境机会。

②物流公司　物流,又称为实体分配,最早源于美国,20 世纪 60 年代为日本所用,称之为物流,沿用至今,在我国有很长一段时间称作储运。对于实体分配这一词的理解,在美国、日本和我国都有不同的定义,但有一点是公认的,即它是从流通过程中分化出来的与商品交易活动相对的一个概念。实体分配的要素包括包装、运输、仓储、装卸搬运、库存控制、订单处理等,它所反映的是商品时间和空间位置的变化。可见物流公司对现代医药企业市场营销活动具有非常重要的作用。

③医药中间商　又称经销商及分销商,是帮助医药企业寻找营业推广员,或直接与消费者进行药品交易的机构或个人。医药企业在一个地区往往设有总经销商,由总经销商向商店(场)供货,在大的地区总经销商下设分销商,分销商再向营业店面(柜组)供货。经销商与分销商是医药企业商品和劳务向消费者转移的中介机构,主要起桥梁作用。

④竞争对手　现代医药企业只要从事市场营销就会遇到竞争。医药企业间的竞争,从供应到药品间接转移到消费者手中一直处在竞争的包围和影响之中。竞争关系一般表现为三个方面:一是买者与买者之间争夺资源的竞争;二是卖者与卖者之间争夺销路的竞争;三是买者与卖者之间争夺优惠条件的竞争。这三种关系产生不同的竞争对手或同一竞争对手在竞争上的不同表现。

多年来,随着我国改革开放的不断深入,市场禁入和资格歧视越来越少,越来越多的"加入者"加入到竞争行列中,使得竞争格局和条件不断变化。目前,世界 500 家最大的公司已有 200 多家来华投资,对中国市场的竞争格局产生了深远的影响。由于其资金雄厚,技术优势明显和拓展市场的经验丰富,因而一个行业内只要有一两家外资医药企业进入,就会明显地改变其他医药企业原有的竞争地位。在这种情况下,其竞争的策略有:一是靠自身大规模生产与市场营销的优势,迅速扩大市场覆盖率和占有率,造成品牌认同和市场营销性垄断;二是通过其技术优势,在强大的技术积累和后续开发支持下,占领我国尚属空白的或无力开发以及处于初级发展阶段的区域;三是以强大的资本实力,通过并购、控股、合资等手段,扩大市场竞争优势。

⑤公众 公众对医药企业的市场营销活动举足轻重。公众实际上是一个群体,他们对医药企业的市场营销(药品质量、价格、品牌形象、医药企业形象、医药企业的管理方法、员工素质、医药企业的规模、发展目标等)有着实际或潜在的兴趣或影响。公众可以成就一个医药企业,也可以毁掉一个医药企业。所以,医药企业应认真分析公众环境,考虑医药企业的每一个行动在公众中可能引起的反应以及这些反应可能给医药企业带来什么样的后果。

公众应包括政府机构、媒介机构和个人、公民团体、地方公众、金融界、党团机构等。一般来说医药企业通过自身的市场营销活动尤其是药品形象和医药企业形象来取得公众的理解和支持,保持并发展与他们之间的良好关系。

医药企业所面临的环境力量和环境因素始终处于变动之中,无时不在影响制约着医药企业的市场营销活动,而且这些影响力量和制约力量有强制性、多维性、相关性、动感性及不确定性,给医药企业的市场营销活动不断制造困难。

四、医药市场营销环境的分析方法

营销环境的变化不仅会给企业带来威胁,同时也给企业带来了市场机会。企业分析市场营销环境,意义在于使企业能了解所处的环境状况及预见环境的发展趋势,辨清所处环境给企业带来的各种威胁或机会,从而采取有针对性的营销策略。

(一)环境威胁

环境威胁指营销环境中出现的不利于企业营销的发展趋势及因素。如:能源危机对汽车行业形成的威胁,限制性法律对烟酒业造成的威胁等。企业若不能及时对此采取相应的策略,不利趋势将影响企业的市场地位。

(二)市场机会

市场机会指营销环境变化中出现的有利于企业发展的趋势或对企业经营富于吸引力的领域。如:全民健身运动创造的体育用品销售机会;我国法定长假的实施为商业、旅游业、汽车行业等创造的商机。有些机会犹如"昙花一现",可谓机不可失,时不再来。企业营销人员对商机的把握极为重要。

(三)对医药市场营销环境的分析通常以定性的分析方法为主

1. 专家分析法

主要是对有关医药市场营销专家进行相应的咨询和调查,从而得到正确的结论。专家分析法能否有效的前提是对有关专家的界定和选择,以及专家对所研究问题的关注程度和掌握相关资料的多少等。常见的有个别专家询问调查、专家会议法、类推法和德尔菲法等。

2. 机会—威胁对比分析法

所谓机会,是指市场营销环境中对医药企业有利的方面,而威胁则指市场营销环境中对医药企业不利或存在障碍的因素。企业所面临的内外部环境,可以根据不同时期的具体情况细分为若干基本因素。例如,市场需求方面,可包括市场销售及增长率、利润率和增长潜力等;市场竞争方面,可包括同类产品的生产情况、竞争者的状况及市场营销策略动态等;社会政治经济方面,可包括医药行业发展趋势和国家的产业政策、相关政策法规等;企业内部条件,可包括产品的市场占有率、生产能力、技术能力、市场营销能力和财务能力等等。

在具体进行市场营销环境分析时,可由企业市场营销人员事先进行广泛的市场调查研究,然后进行相关因素的评分,评价医药企业的市场营销环境状况,从而做出相应的决策。

一般情况下,在相同的市场营销环境中,机会多而威胁、障碍少的企业称为理想型企业;机会多同时威胁也大的企业称为风险型企业;机会少而威胁大的企业称为艰难型企业;机会少但同时威胁也少的企业称为成熟型企业。

需要指出的是,以上的分析是相对而言的。因为随着市场营销环境的改变,企业所面临的机会和威胁都可能在不断地发生变化,今天的机会有可能成为明天的威胁,今天的威胁也可能成为明天的机会。并且在企业的努力下,也可能使原本对他人而言是威胁的因素,转变为对自己有利的动力。这一切的变数全要依靠企业充分重视市场营销环境的研究分析工作,并及时相应调整市场营销策略,使市场营销环境向有利于企业生存发展的方向变化,使之成为企业发展的加速力。

医药企业的市场营销理念是一个总的概念,它包括医药企业存在的意义、市场营销信念和行为规范。我国目前部分私营中小医药企业没有正确的市场营销理念,认为投资的目的只是图快速回报,不顾社会效益;在管理上大多沿用家族式体制,人才不尽其用,最终只能是阵发性的繁荣,永久性的失败。

案例阅读

新产品营销致胜的七大因素

①为什么生意越来越难做?

②为什么广告投入与销售回款越来越不成比例,严重倒挂?

③为什么消费者对广告越来越麻木与反应迟钝、迟缓?

④为什么费尽心思的策划与促销活动加上立体型的媒体组合还是收效甚微?

⑤为什么消费者越来越挑剔?

……?

经历了许多产品的广告炒作及活动的诱惑,消费者不再盲从,不再人云亦云,他们变得更加理智!现在他们大都已用怀疑的眼光来看待大量的广告及密集的活动。在严峻的挑战面前,作为一直在营销前沿实战同时兼具理论研究的营销经理人,总结认为产品营销致胜必须具备七大关键因素。

一、返朴归真——产品定位新趋势

在产品销售前一定要充分研究产品的相关信息,并尽可能的客观。如,该产品能解决患者什么问题、能给患者带来什么利益等。我们所要做的宣传是要给消费者实实在在的利益承诺,切忌进入一个误区:谁吹得厉害,甚至能解决当前世界医学难题!这样也许在短时间内能让消费者掏腰包,但绝对不可能做成长线。

二、兑现服务——行销持久的秘诀

近年来众多的厂家都在关心消费者,在售后服务上下功夫,然而更多的只是把消费者当傻瓜来欺骗。记住,消费者渴望的是值得信赖的帮助,而不是夸夸其谈的推销。服务要用心去做,用行动来体现,而不是用嘴去说,许多厂家也正在产品质量、服务态度、员工素质等方面下功夫,以真正关怀的态度、积极有效的行为来突破消费者的不信任软肋。

在实施产品营销推广中,为什么患者对某些药物的忠诚度比较高?售后服务功不可没!通常第一次回访以关心问候为目的;第二次回访以加强感情联络为目的;第三次回访以说服其继续服用,收集典型病例为目的,同时要做到特殊情况特殊处理。

三、营销奇兵——反传统广告操作把利润省出来

产品的推广离不开广告,但现代营销已经给传统营销带来了巨大的冲击。如:促销、公关、会议讲座、消费者联谊会、建立忠诚消费者档案等等促销方式,就是把花在媒体上的钱转移一部分花在消费者实实在在的好处上来;二是由于信息科学的进步,媒体的多样化,许多广告诉求对象已经直接对在消费者中来了;三是各方面的因素,导致数据库营销越来越被厂家看中。实践得出数据库营销具有以下优势:

①直接面对消费人群,有针对性的说服教育;

②氛围制造销售,易于在社区周围药店、医院、诊所等地方达到销售高潮;

③既可以进行普通宣传,又可以局部性的重点宣传;

④投入小,见效快,利于资金迅速回笼;

⑤迅速扩大使用人群,利用收集患者名单,为售后服务提供详尽资料,可培养出一大批典型病例进行区域口碑宣传;

⑥直接掌握消费者反馈信息,针对销售者需求及时对营销方向进行调整。

四、无痛让利——促销组合新玩法

消费者永远都想占便宜,在今天谁能占到便宜已不再让人脸红,反而会使许多人引以为荣。面对竞相出现的"杀价"竞争,提供其他对手无法提供的服务应是市场战胜的法宝。如,每个广告或促销向消费者陈述一个主张,也就是说"购买该产品,消费者会得到某种与众不同的好处"。

五、双向沟通——深度拉近消费者

通常的广告无法将产品信息详细的告诉消费者,因此,在现代营销中与消费者深切沟通至关重要。针对不同情况可选择面对面交流、免费咨询、上门服务、会议讲座、产品知识竞赛、试用装、有奖竞猜,等等。

六、终极关怀——永远的关系

"以消费者的需求作为决策的依据,生意就会越做越大"。美国死亡研究专家库特勒·罗氏医生发现,癌症患者在心理上大致要过"五关":第一关,否认——不承认自己会得癌症;第二关,愤怒——心里烦躁"为什么癌症会得到自己身上";第三关,交换——希望能多给他一点时间了却心愿,会不惜代价;第四关,抑郁——悲观,失望;第五关,接近现实。因此认为除了应有的药物治疗外,精神治疗必不可少,因而员工"倾听"、"回应"、"热切的关怀"在销售过程中就非常重要,你只有付出爱心、耐心、细心才能得到应有的回报。

七、归零营销——勇于从头再来

归零营销能激发我们从曾经的成功中走出来,从自我陶醉中清醒过来。在现实生活中很多曾经在市场中叱咤风云的人物后来销声匿迹,就是一直以为自己成功了,结果市场在变化,而自己思想不变化,最后导致失败。

第四章 医药市场营销新理念

随着社会的发展,科技的创新,生产力的增长,为适应医药营销实践的要求,一系列新的营销理念与方法,如品牌营销、文化营销、服务营销、关系营销、整合营销(传播)、直复营销、机会营销、网络营销、数据库营销、绿色营销等也已引入医药市场营销工作中。虽然有很多营销理念与方法目前尚未应用于医药营销实践中,但在将来的医药营销工作中会得到实践,这是为期不远的事情。

为使我们对整个营销理念有较全面的了解,并掌握世界最新的营销理念与方法,现将其中具有代表性的营销理念内容介绍如下。

一、医药服务营销

(一)服务营销的形成

随着西方经济逐步向后工业化阶段发展,经济发达国家中的服务业得到了特别强劲的发展。

在高收入国家里,大约有 2/3 以上的国内生产总值来自于服务业。20 世纪 70 年代后期,一个非常引人注目的变化是美国经济的服务化,即服务业在美国经济与贸易中的地位越来越重要。

服务与有形产品相比具有以下特点:不可触知的、抽象的;消费者也参与到生产过程中来;产品不能预先生产也不能储存;产品很难实现标准化。因此,传统的营销理念与方法已无法满足服务营销的要求,迫切需要一种新的符合服务产品特色的营销方法对此加以指导。此外,一些专业服务公司也在面临营销挑战,如市场研究公司、广告公司、咨询公司、教育培训机构、会计事务所、律师事务所、审计事务所、证券公司等专业化很强的公司普遍发现仅依靠品牌难以取得有利的市场地位。专业化的服务公司营销正成为营销学者研究的难点。

(二)医药服务营销的主要内容

1. 医药消费者的特性

包括医药消费者的类型、购买服务时的态度和决定因素、对品牌的忠诚度、购买类型、市场细分与目标市场定位等。

2. 营销环境因素

包括服务营销环境中的政治、经济、法律、社会文化、竞争因素等的分析与评价。

3. 营销组合管理

指服务感受、服务价格政策与制定、服务的进入与服务沟通的种种措施与策略。

4. 服务接触策略

由服务的特色决定了它与产品营销相比,更应该重视服务营销过程中的接触艺术,也就是服务营销技巧。

由此可见,服务营销一定意义上是传统营销学在服务业领域的延伸应用,只不过强调了服务产品的特色而已,并以此作为企业的营销方法。

二、医药关系营销

(一)关系营销学的形成

关系营销的概念由贝里于 1983 年最先提出,20 世纪 80 年代末至 90 年代迅速发展,在西方市场营销学理论界掀起一场革命,对市场营销持"关系"观点的学者对交易导向的营销理论进行了批判,被称为"营销学研究范式的转变"(Koffer1991)。菲利普·科特勒在《营销管理》第九版中对关系营销的定义是:"关系营销指为了保持长期的优先权和业务经营而与关键顾客(如顾客、供应商、分销商)建立长期的令人满意的关系的活动。"

关系营销从根本上改变了传统营销将交易视作营销活动关键和终结的狭隘认识。企业应在主动沟通、互惠互利、承诺信任的关系营销原则的指导下,利用亲缘关系、地缘关系、业缘关系、文化习惯关系、偶发性关系等与顾客、分销商及其他组织和个人建立、保持并加强联系,通过互利交换及共同履行诺言,使有关各方实现各自的目的。面对日益残酷的竞争挑战,许多企业逐步认识到:保住老顾客比吸引新顾客收益要高;随着顾客的日趋大型化和数目不断减少,每一客户显得越发重要;交叉销售的机会日益增多;更多的大型公司正在形成战略伙伴关系来对付全球性竞争,而熟练的关系管理技术正是必不可少的;购买大型复杂产品的顾客正在不断增加,销售只是这种关系的开端,而任何善于与主要顾客建立和维持牢固关系的企业,都将从这些顾客中得到许多未来的销售机会。

(二)医药关系营销学的内容

医药关系营销学的内容是综合反映了企业在营销过程中的符合社会发展要求的指导思想和经营理念,具体表现在以下几个方面:

1. 信誉

对于任何一个企业来说,信誉历来是至关重要的。在产品越来越丰富、选择余地越来越大的时代,一个产品甚至于一个企业,要想在市场上站稳脚跟,没有良好的信誉是很难实现的。因此,关系营销要求企业在营销过程中高度重视声誉与形象,把声誉与形象视作珍贵的生命,重视形象的投资、管理与塑造,并作为企业重要的战略目标。

2. 沟通

沟通是信息传递的科学模式,在这种模式下,企业既可以充分了解市场、用户的具体要求,从而使自己的产品或服务更好地满足消费者的需要;市场、用户甚至社会也可以清晰而具体地掌握企业的所作所为,从而对其施加各种影响或决定自己的消费行为。

3. 互惠

关系营销认为买卖双方的关系应该是在交往与合作的过程中共同获益、共同发展,将平等互利作为处理各种关系的行为准则,认为凡是有损于自己关系对象的行为最终必将危害自己,因此维护关系对象的利益也就是维护自身的长远利益。

4.协调

在现代社会中,企业与社会环境之间的关系越来越复杂,诸如政治的、经济的、行政的、法律的、道德的、文化的、个人的、团体的等外部力量对企业的目标与发展,均有着越来越强的影响和约束力。为此,企业只有开展各种社会活动,协调处理好各种关系,才能不给自身造成太大危害。

三、医药绿色营销

(一)绿色营销的形成

对绿色营销的理解可以从"绿色是自然之色,象征着环境保护"的角度,从"持续经营"的角度,从"绿色消费"的角度,从管理科学的角度,及从"可持续发展"的内涵等来表述,但本质是基本一致的。

广义的绿色营销,指企业营销活动中体现的社会价值观、伦理道德观,充分考虑社会效益,既自觉维护自然生态平衡,又自觉抵制各种有害营销。因此,这个意义上的绿色营销也指伦理营销。狭义的绿色营销,主要指企业在营销活动中谋求消费者利益、企业利益与环境利益的协调,既充分满足消费者需求,实现企业利润目标,又充分注意自然生态平衡,实现经济与市场的可持续发展。因此,狭义的绿色营销又称为生态营销或环境营销。

(二)医药绿色营销的内容

(1)医药企业在产品生产以前即制定绿色营销战略决策体系,以适应全球可持续发展的要求。这种计划体系一般应包括环保投资计划、绿色产品开发计划、清洁生产计划、绿色营销计划等内容。

(2)根据当时当地实际情况收集绿色信息,开发绿色资源,绿色信息包括绿色消费信息、绿色科技信息、绿色资源和产品开发信息、绿色政策信息、竞争信息、绿色产品市场销售信息等。

(3)投入人力物力研究开发绿色产品,从材料的选择,产品的结构、功能、制造过程的确定,包装与运输方式,产品的使用直至产品废弃物的处理等,都要考虑对环境的影响。

(4)根据投入成本,制定绿色产品价格,绿色产品的价格中应包括企业用于环保工作方面的全部支出。

(5)根据产品销售计划,开展绿色产品的促销,绿色产品的宣传促销应着重在提高消费者绿色意识。运用人员宣传、公共关系宣传、广告宣传、销售促进等方式大力提高绿色产品的影响力、销售力和市场占有率。

随着社会生产力的不断增长,各种各样的医药新产品层出不穷,争夺市场、争夺医药消费者的竞争手段不断更新,为适应医药营销的需要,这些内容不同、形态各异的营销新方法充实和丰富了原有的营销体系,共同构建了新时期的营销新天地。

四、医药直复营销

(一)直复营销的形成

直复营销是一种沟通媒体与销售通路相融合的新兴营销方式。它是一种互动的营销系统,运用一种或多种广告媒介在任何地点产生可衡量的反应或交易。其实质就是企业以赢利为目的,以个性化的和大众沟通媒体向目标市场或目标医药消费者发布信息,以寻求对方订购或问询,从而达到销售产品获得企业发展的营销管理过程。直复营销具有以下三个明显特征。

1. 互动性

互动性指营销者事先通过特定的某个或几个(如电视、产品目录、电话、邮件等)媒介向目标医药消费者或准医药消费者传递企业的产品或服务信息,医药消费者知晓后则通过邮件、电话等方式对企业进行回应,询问、订购产品或接受服务。

2. 可衡量性

可衡量性指产品的销售量与企业事先所做的工作量和效果有直接的对应关系,企业在一定程度上对将来的业绩可作较强的预先控制。

3. 空间上的广泛性

其行为可以不受地域限制,在营销者所选择的媒体可覆盖的地区内都可进行直复营销活动。同时,企业不用派遣销售人员登门促销,医药消费者更不用亲临各种零售商店。这对传统的销售渠道模式是一种强烈的冲击。

直复营销作为一种营销方法,既可作为企业开拓市场和建立客户关系的重要手段,也可作为经营的一种运作方式。由于适合直复营销的产品有一定的特殊性(一是方便订购,二是购买产品的风险低),因此它比较多地与网络营销结合在一起,互相配合。直复营销已经在医药商品中广为应用,也受到一些患者的欢迎。

(二)医药直复营销的主要内容

医药直复营销的主要内容本质上是传统营销方法在营销渠道上的更新,是广告和营销通路的有机融合。因此,营销媒体类型在直复营销工作中显得尤为重要,常用的媒体有以下几种。

1. 邮购营销

邮购营销指企业通过向目标医药消费者寄发载有企业产品销售信息的邮件,医药消费者通过寄回邮件或打订购电话进行购买的营销方法。

2. 电话营销

电话营销即是通过打电话的方式来实现企业产品的销售。电话营销的优点是目标医药消费者的选择有针对性,能很好地实现企业与医药消费者间的互动性,而且也有利于与医药消费者建立并维持良好的关系。

3. 直复电视、广播营销

直复电视、广播营销即企业通过在电视或广播电台作相关产品销售的广告,医药消费者接受信息后,通过电话或信件订购的方式购买商品。

4. 数据库营销

数据库营销指企业根据事先建立的企业目标市场医药消费者的资料信息数据库提供的相关信息，向相关医药消费者发送销售信息，从而达到销售产品的目的。

五、医药文化营销

（一）文化营销的形成

营销专家们在分析同质化的解决之道时发现，那种吸引消费者的更深层次的东西就是文化。比如，人们为什么对奔驰车情有独钟，为什么看重劳力士手表，那是因为无论奔驰还是劳力士，都已经成为一种文化的载体。让商品成为文化的载体，这是专家们的答案，也是文化营销的理论基础。

文化营销是一个过程，即将满足消费者核心价值需求的商品作为一种文化载体，以满足消费者对文化的深层需求的营销过程。

文化营销的内容可以简单地概括为两个方面：文化适应和充分使用文化策略。文化适应，也就是入乡随俗，即通过对目标市场的文化环境进行分析、认识和体会，适应当地文化，避免发生文化冲突。仅仅适应文化还不够，还应当主动地利用目标市场的文化来为自己促销，使用文化手段，拉近彼此的距离。日本丰田公司创造出的"车到山前必有路，有路必有丰田车"这句广告词，就是应用中国文化的典型例子。

文化营销不同于传统营销，它在营销过程中构造一个主题鲜明的活动，这类活动不是单纯为了把商品推销给消费者，而是努力与消费者达成文化意识上的共识，从内心深处去影响和引导消费者的行为。与传统营销相比，文化营销具有下列鲜明的特点：①人性化，即符合、满足人的精神需求；②个性化，即要有企业自身的特色和个性，不完全重复别人；③社会性，即充分挖掘和展示社会文化；④生动性，即营销活动灵活、形象而富有创新性；⑤公益性，即营销活动应对社会公众有益。

（二）医药文化营销的内容

包括三个基本层面：产品或服务、品牌文化和企业文化。

1. 产品或服务层面

就是推出能够提高人们生活质量，满足人们物质需要的产品或服务项目，引导消费观念和消费行为。这一层面的营销，具体体现在产品的生产、定价、分销和促销等方面。

2. 品牌文化层面

就是塑造强势品牌，用品牌征服消费者，从而达到营销的目的。品牌文化层面的营销策略，主要包括三种类型：

①利益认知型营销策略　即立足于产品与其他产品的差异或立足于产品本身的强势特征，以消费者对产品功能价值的特殊感受为对象来进行品牌定位。

②情感归属型营销策略　不同的人有不同的文化习俗，但不同文化习俗的人却有着共同的情感，比如亲情、友情、爱情等，情感归属型策略就是通过情感诉求，引发消费者的情感共鸣。

③传统文化营销策略　它是指企业建立产品独特的品牌形象时不是着眼于其他的诉求点，而是从目标消费者所看重的传统文化入手，建立与之相适应的文化形象。

3．企业文化层面

企业文化是一个企业的灵魂，其必然体现在企业提供的产品之中。在营销过程中，将企业文化理念融入到营销行为和商品或服务之中，并传递给社会和公众，用良好的企业形象和文化理念打动消费者。

企业文化具体又包括物质文化、精神文化、制度文化和行为文化。物质文化又叫外显文化，是企业文化具体化、视觉化的传达部分，这一层面的文化可以通过视觉识别系统来实现。精神文化是企业文化的灵魂，是企业最核心的经营理念和价值观。制度文化是企业的规章制度、管理风格所反映的企业文化。比如以人为本的管理，就是制度层文化。行为文化通常是指企业在经营活动中表现出来的价值观念，如产品促销、公关；产品开发等活动中表现出来的基本精神。

六、医药整合营销

（一）整合营销的形成

严格意义上说，整合营销是一种系统化的营销方法，它是通过对各种营销手段和工具的整合，再根据营销环境的变化进行及时动态修正，以使买卖双方在交换过程中实现各自目标。在现代化企业管理中，整合的过程，就是要企业拆掉部门之间的隔墙，打破部门之间的隔阂，杜绝内耗，使企业的经营活动围绕一个宗旨来进行，而不是围绕部门或职能来进行，使分力变成合力，从而大大增加企业的综合竞争能力。把这种整合的思想运用到营销过程中，就产生了整合营销的概念。

在信息竞争中，整合营销的观念与传播沟通相结合，就产生了"整合营销沟通"，整合营销沟通是"营销沟通计划的观念指导，据此以确认、评价各种沟通原则，如：公开广告、直接回应、销售促进和公共关系的战略地位；要求理解计划的增加价值，并且组合运用这些价值，通过对不连续信息的有机整合提供清晰、稳定和最大化的沟通影响"，以求为企业所用。

（二）医药整合营销的主要内容

1．拓展"4Ps"组合

1990 年以来，一批营销学者从医药消费者需求的角度出发，研究市场营销理论，对传统的"4Ps"组合进行了拓展，提出了"4Cs"组合：一是把产品先搁在一边，加紧研究消费者的需要与欲望，不要再卖自己所能制造的产品，要卖消费者所确定想购买的产品；二是暂时忘掉定价策略，多多了解消费者要满足其需要与欲望所须付的成本；三是忘掉通路策略，应当思考如何给消费者提供方便以购得所需商品；四是忘掉促销，正确的词汇应该是沟通。

如果传统的"4Ps"理论思考的基础是以企业为中心，而"4Cs"理论则以消费者为中心。在产品大量增加、竞争日益激烈、媒体影响越来越大的今天，这是重要思维理念的转化；把医药消费者直接作为市场营销的决策变量，由经营企业转化为经营医药消费者是重要思维理念的转化。

2．建立消费者数据库

整合营销的出发点和中心点都是消费者。离开了对消费者的全面而深入的了解，就不可能实施"4Cs"理论。通过科学的管理方法,把医药消费者信息进行科学的采集、动态化分类整理,使之成为制定营销战略与策略、进行市场细分与市场定位的依据,将资料变为企业潜在的财富源泉。

3. 营销职能整合

企业在对数据库进行分析,对市场进行细分,然后选择目标市场,进而进行市场定位的过程中,要求涉及的所有人员共同确认市场要求、欲望,对产品质量、价格、服务的具体要求都有正确的看法,从而确认企业营销目标以及实现这些目标所要采取的各项策略。同时,要求科研开发、生产、技术、设备、销售、沟通、运输、保障等职能部门,都为营销目标的实现、满足市场需要而组成一个有机整体,在计划执行中将各种营销资源组合起来,以业务流程为核心(而不是以各自原有职能为中心),发挥企业各个营销要素之间的协同效应。

4. 营销沟通整合

目前市场的竞争可以说是整体实力的竞争。它不仅仅反映在产品实体上,更多的是凝聚在企业形象与服务方面。在企业营销活动中,整合营销思想也体现在营销沟通工作中,它根据目标市场和特定的医药消费者(确定的受众),根据实际需要,在经常被孤立使用的人员推销、公共关系、广告宣传、销售促进等方法之间,采取适当的组合方式和选择最佳时间与目标受众进行沟通。营销沟通整合,也可以说是一种营销沟通计划,它通过挖掘营销沟通工具之间的相互作用,取长补短,统筹兼顾,使之有效结合起来,为企业提供明显的、持久的和最大的沟通效果。

七、医药体育营销

(一)体育营销的形成

体育营销是依托于体育活动,将产品与体育结合,把体育文化与品牌文化相融合以形成特有企业文化的系统工程。体育营销既包括把体育作为商品销售的体育产业营销,还包括企业通过体育来进行的市场营销。首先必须通过体育产业营销将体育产业做大做强,才能为企业通过体育来借题发挥,打"体育牌"提供立足之本;其次,大量企业的参与和支持又将极大地促进体育产业的进一步发展,相得益彰。

体育产业作为一个全新的概念,已成为当今世界最具前景的"朝阳"产业;在中国,"花钱买健康"、"请吃饭不如请出汗"渐成时尚,体育市场正在形成,经营内容逐步拓宽,发展速度有所加快。全民健身运动的蓬勃开展,为我国体育产业的发展提供了广泛而坚实的群众基础。10多年来,我国体育产业虽然发展很快,但与发达国家体育产业化水平相比,仍显得滞后,还仅仅处于初始期。体育产业化程度不高,经费来源单一,人们的计划经济体制观念还没有根本转变,体育产业意识跟不上形势,体育竞赛表演宣传力度不够,体育产品结构单一、市场占有率低、缺乏名牌产品等问题突出。因此,搞好体育产业的经营显得十分迫切和重要。

(二)医药体育营销的内容

1. 具有良好的社会初衷

企业在项目运营过程中必须始终考虑公众感情、媒体感情以及公关因素和主题,并渗透到细节的执行中。要有对体育活动的敏感性和预测力,具有新思维、新创意、新策划,从而有效地引导消费。国内的很多企业只关注怎样最大地突出自己的产品或者品牌,获取更多的销售额,而很少考虑对社会及公众造成什么样的影响,也就是从自己的利益出发,一开始就犯错误,令人很难想象其会有好的效果或业绩。

2. 将体育赋予感情,项目设置人性化

要让产品、品牌、服务增加内涵,增加文化,增加价值,讲究感情服务。感情是市场的土壤,没有感情是无法左右人的行动的,当然包括消费者的欲望。

3. 体育文化与企业品牌形象相融合

企业希望借助体育与消费者改善或重建彼此关系,双方借体育运动产生共同的焦点,把体育文化融入到品牌文化当中,并由此形成共鸣,这有别于企业为博取消费者的好感而采取的厂商主导式的传播,因而由此塑造出来的企业形象更能深入人心,不易动摇,并进而带动企业业绩的提高。

4. 找准体育名人与企业品牌之间有效的连接点

要注意名人类别是否与产品类别相一致,并非任何一个体育明星都能胜任某种产品的宣传和推广,以及品牌的树立;名人形象与企业品牌塑造的形象是否相吻合,名人的人格、言行甚至服饰无不影响品牌的形象;名人档次与企业档次是否相匹配,这也会影响广告效果和消费者的购买行为。

5. 用整合营销指导营销过程

将品牌核心文化以体育为平台进行再次提升与超越,是一个复杂的系统工程,是一项需要持之以恒的过程。要围绕某一赛事采取一系列相关营销活动,从公益、文化、热点等各个角度,运用广告、促销、宣传等多种手段,从而达到整合的功效。

八、医药网络营销

(一)网络营销的形成

企业在充分研究网络医药消费者需要的基础上,利用网络技术、电脑通信与数字交互式多媒体的方法来实现企业的营销目标。应该说网络技术并不是万能的,要成为一个合格的网络营销商,除了需要掌握现代化的网络技术外,也需要全面掌握整个营销过程,包括市场调研、掌握消费者的需求、商品开发、产品定价、分销、销售沟通等。商业一经与网络技术结合起来,就焕发出无限的光彩,并对传统营销理念与手段带来根本性的革命。

(二)医药网络营销的主要内容

(1)医药营销企业将网络营销纳入到企业管理的宏观体系中来,整合协调各营销要素,保证网络营销的正常顺利开展。

(2)在充分市场调研的基础上制定网络营销计划,以确定合理的目标,明确界定网络营销的任务。

(3)锁定目标医药消费者群,确定并分配营销任务。要提供可靠的网络医药消费者服务,接受订单、销售产品、提供服务。

(4)与"WWW"网络连接,设计创建界面友好、信息全面而丰富的企业网页,全面反映营销活动的内容,进行网络营销测试,开展网络营销的促销工作。在网络营销过程中不断对网页进行改进,确保网络的技术保证。

(三)网络营销存在的问题

由于因特网本身发展存在许多急需解决的问题,网络营销存在着许多可能是世界性的难题。

(1)网络安全问题　如个人资料的保密,交易双方身份的确认等。

(2)税收问题　如税收管辖权无法确定,检查稽查难度大等。

(3)法律问题　如网上合同、消费者权益的法律保护等。

(4)具体操作问题　如送货、结算、售后服务等。

(5)医药产品问题　医药企业如何选择适合网络销售的医药产品等。

(6)网络老化问题　目前的因特网为30年前设计的产品,已经不能满足今天的需求,在构架上存在着局限性,待建立更加安全、实用、可靠和易于访问的"新网络"后,网络营销将会有更大作用。

案例阅读

营销的首要问题——与谁争天下

谁是我们的顾客?谁是我们的对手?目标顾客决定了企业产品为谁设计、生产、服务,而对手决定了谁在和我们争夺目标顾客。企业是应该着重研究顾客的需求,还是着重研究如何打败对手呢?这要看不同国家、不同行业的竞争态势。在我国未来10~15年内,多数企业都应该将把谁当作对手、如何打败对手放在首位。原因有三个:

第一,多数行业处于过剩状态,竞争处于淘汰赛阶段。

人常说我国市场竞争不成熟不规范,但是,如果问什么是成熟、什么是规范时,却没有答案。欧美发达国家的市场竞争确实比较规范比较成熟,原因是这些发达国家,多数行业市场已经完成充分竞争,早就处于垄断竞争,即多数行业是由3~5家大型企业撑起,它们在长期竞争过程中形成了自己的优势领域,从而形成均衡竞争。在这种情况下,他们当然更关注目标顾客的需求。

我国目前的多数行业都有足够多的企业在参与竞争,在这样的市场环境下,每个企业都在为获取更大的市场份额而奋斗,否则将被淘汰。为此,企业必须取得比对手更低的成本优势。而降低成本的关键,在于规模扩大带来的规模经济。

第二,新产品周期越来越短,产品处于同质化状态。

在这场淘汰赛过程中,每个企业都试图通过新产品来获取更高利润。要获取高利润,就必须达到一定的规模经济,否则成本更高。因此为了不被市场淘汰,一旦同行某个企业推出了新产品,其它厂家很快就推出相同或相近产品,从而使得新产品的周期越来越短,产品永远处于同质化状态。

第三,顾客需求差异化不明显,购买处于比价格状态。

在产品同质化状态下,顾客本身就不是产品技术质量专家,很难进行全面比较,只好采取比价格的购买行为。

因此说,欧美营销理论是建立在成熟、规范竞争基础上的,其关注的中心在于如何确定并识别目标顾客的需求;而我国的市场是不成熟、不规范的,企业关注的中心应该是把谁当作对手,如何打败对手。

1. 逐步逼近的台阶式竞争策略

第一阶:你无我有的品种竞争。变花样地出新产品,增加产品种类,覆盖更广大的市场。如洗发水、牙膏等产品目前均采用这一策略。

第二阶:你有我廉的价格竞争。同行对手品种类型增加时,采取同种产品低价格的价格策略,通过规模经济来取得企业利润。

第三阶:你廉我优的品质竞争。对手产品产量增加,也具备价格竞争能力时,即可转移到产品质量的优势竞争上。

第四阶:你优我俊的品貌竞争。对手也采取相同生产标准时,可以通过改进包装和广告宣传,给消费者以美好的形象。

第五阶:你俊我名的品牌竞争。对手产品也有品貌改进时,可以采取名牌策略。

第六阶:你名我同的品文竞争。即品牌的社会化。品牌形象具有鲜明的个性化,通过个性化的品牌形象定位,将品牌塑造为某种价值观的代表,从而定位于某个特定细分市场。

第七阶:你同我仁的品德竞争。品牌不仅应当代表一种价值观,而且应当符合社会道德。孔子曰"克己复礼","克己"就是控制自己的欲望和利益,"复礼"就是遵守社会规范制度。因此,企业发展到同行领先的程度,就必须承担社会责任,而不仅仅是追逐利润的经济主体。

2. 以产定销的计划策略

目前,多数企业采取以销定产的计划体制,即每年年底由营销部门与公司确定下一年的销量和销售额,以此为依据制定全年生产、资金、采购等计划。这种由营销部门主导的目标体制,尽管每年也有增长,但不一定保证不被淘汰,因为同行其他企业可能跑得更快。以产定销,是根据位次战略来确定营销目标:

第一步:按照销售量,确定本企业在全国或某个地区同行业所有企业的排名位置。

第二步:确定本企业下一年度的目标位置。这个目标位置的现在占据者,就是本企业的竞争对手。

第三步:根据确定的目标位置,来确定所必须完成的销售量。这个销售量必须高于现在在位者,因为它也要增长。

第四步:根据目标销售量,确定产能。如果本企业现有产能不足,则可以考虑,是自己投资、贴牌生产(OEM)还是兼并?

第五步:将目标销量下达给本企业的营销总经理,由营销总经理领导制定具体落实该目标销量的营销计划,通过内部答辩后具体实施。

3. 量力而行的区域拓展策略

很多企业总是希望迅速占领全中国,在铺开全国的摊子后,发现人员、资金、品牌都不足,又匆忙调整。所以,在拓展全国市场时,根据区域的差异性分析,可以将市场区域分为四种类型：

第一类：大本营区。必须绝对占领的区域，市场占有率必须控制在 60%。在该地区，产品、价格、形象、渠道，均不给对手以可乘之机。

第二类：根据地区。必须绝对控制的区域，一般是公司所在省份所辖区域。市场占有率保持在 40%～50%，公司在产品、价格、服务、形象、渠道等方面，必须塑造较强的竞争优势。

第三类：运动地区。由具有地缘相关性的多个省份组成的地区市场。在这么大的空间范围内，没有相当的资源投入和时间积累，很难在短期内达到主导地位。因此，对运动区的市场和销售，必须掌握两个原则：一是运动区内选根据地；二是在省会城市设立销售分公司或办事处。努力在产品、价格、渠道、形象等方面，向竞争者大举进攻。

第四类：游击地区。没有客户基础的地区市场。采取精心挑选经销商，整合经销商资源逐步渗透，扩大产品销售量。

第五章 医药消费者市场与医药消费者分析

市场是企业生存与发展所必需的外部环境,也是医药企业进行生产和销售的起点和终点。由于市场竞争的加剧,医药企业要想在竞争中获得生存和发展,就必须了解市场,研究市场,采取正确的市场营销策略。

一、医药市场与医药消费者市场

(一)医药市场及医药消费者市场的概念

现代市场营销学认为医药市场是指某一医药产品的现实和潜在消费者的总和。医药市场是由人口、购买力、购买欲望三个要素构成的。医药市场一般分为医药消费者市场、医药生产者市场、医药中间商市场和政府市场。

医药消费者市场是指个人或家庭为了满足其防病治病、健身强体等生活需要而购买药品和接受服务所形成的市场。随着消费者购买力的不断提高,整体文化素质和自我保健意识的提高,人们越来越讲究生活质量,不仅从总量上扩大了医药市场的规模,而且对品种、质量、疗效都提出了更新的要求。这既给广大医药企业带来了机会,又提出了新的挑战。只有动态地研究分析消费者市场的全面情况,提供适销对路的医药产品,并采取正确的营销策略,才能把握住这样的市场机会。

(二)我国医药消费者市场的主要特征

1. 医药市场规模大,但人均消费水平较低

这是由我国人口基数庞大、经济水平较低、医疗卫生条件和水平较差等原因造成的。这个特点说明,在目前我国经济水平的条件下,人们还是比较偏重于疗效好、价格低廉的药品;同时也预示着一旦提高了我国人均用药水平,市场前景是无比巨大的,这也是国外所有的大型跨国医药企业纷纷进入中国市场的一个重要原因。

2. 经济发展不平衡,地区、城乡市场差别较大

由于历史的和现代的一些原因,我国城乡差别依然存在,表现在药品的使用上也是如此。农村市场在药品的品种,质量价格档次,用药知识、观念与习惯等方面都与城市有相当大的区别,并且在短时间内不会有太大的改变。但由于城市市场竞争激烈,努力开发农村市场将逐步成为医药经济发展中新的增长点。此外,由于地区之间存在着地形地貌、气候条件等差别,因而在不同地区的居民,所要求的药品品种也不相同,如北方寒冷地区对一些驱寒药物、抗感冒药物的需求量较大;在江南或江河边缘地区,血吸虫和真菌感染发病率比较高,因而预防和治疗这方面疾病的药品需求量较其他地区要大得多。

3. 非专家性

由于医药产品在使用过程中需要相对多的专业知识,而大部分消费者又缺乏医药知识,一旦遇到身体不舒服就会向医生求助,由医生来决定用药的品种、数量和方式;或者容易受到药品广告宣传和他人的影响,即使是非处方药也是如此。医药企业应该采取合适的营销策略,开展医药知识宣传教育,科学合理地指导消费者使用相关的医药产品。

4. 发展性

随着社会经济发展和人们生活水平的不断提高,人们对药品的需求,不论是数量上还是质量上都在不断地变化。医药市场发展的趋势也是由低级向高级,由简单向复杂发展。例如,随着人们的生活水平和人均用药水平的不断提高,消费者对营养滋补品和防衰老药品的需求越来越大。因此,医药消费者对医药产品和医药市场服务的需求,是随着商品经济的发展和消费者人均收入的提高而不断发展变化的。过去未曾消费过的高级滋补品进入消费领域;过去消费少的滋补营养品开始大量消费。医药企业应该正确认识医药消费者市场需求的发展性,认真搞好市场预测,不断开发出新的医药产品,使医药企业的发展与医药消费者市场需求的发展相适应。

5. 消费上单一性和多样性并存

药品不同于其他商品,潜在消费者要变为现实消费者的条件是唯一的,那就是只有当一个人生了病后,才会产生购买欲望,其诱导性相对于一般商品而言比较小。而且消费的直接目的只有一个,那就是身体的康复,它不像一般商品那样,人们使用它不仅在于其使用价值,而且在于它的精神价值或其他方面。这就是药品消费上的目的单一性。因而药品促销过程中的"诉求点"就不像一般商品那样丰富。

(三)分析研究医药消费者市场的意义

在市场经济条件下,分析研究消费者市场情况,对于医药企业来说有如下重要意义:

1. 分析研究消费者市场是企业进行生产经营活动最重要的一个环节

按照现代营销理念的要求,医药企业要开展生产经营活动,首先必须对其所处环境进行科学的分析研究。除了国家政策、法律法规、生产技术与生产能力外,对药品市场情况特别是消费者的需求及其变化趋势进行认真科学的分析,并结合企业自身的资源条件,决定生产经营的品种和规模,采取有力的营销策略,企业的再生产才能顺利进行。否则,就有可能发生生产经营的盲目性,导致竞争力的下降,最终影响企业的生存。前些年我国一些医药企业盲目上马"维 C",市场突变导致企业步履维艰就是一个应该引起充分注意的教训。

2. 分析研究消费者市场情况,是企业制定正确的营销计划、进行营销决策的重要依据

医药企业的生产经营计划是一个复杂的体系,市场营销计划是其中心,占有举足轻重的地位,它包含许多重要的营销决策内容,如市场调研、产品研发、品牌包装、定价促销、时间安排等。这些营销决策的正确与否,对企业经营乃至生存都至关重要。而要保证决策的正确,就离不开详细周密的消费者市场的分析研究。只有建立在对消费者市场现状与动态、消费者心理及变化、消费者行为特点等完全把握的基础上的营销决策才有生命力,才有利于医药企业成功地进行市场营销工作。

3. 分析研究消费者市场可以帮助医药企业提高市场竞争力,改善服务质量,指导消费者合理用药,获得良好的企业和社会效益

医药企业市场竞争力包括多方面的因素,除了产品、技术之外,其内涵随着市场竞争的加剧越来越丰富,其中服务日益成为市场关注的焦点。除了一般人们理解的在销售过程中的服务(如态度、优惠政策等)外,现代市场营销进一步要求企业树立社会责任意识,如实地向消费者宣传药品及相关卫生知识,指导消费者科学合理地选药、用药。这不仅可以帮助企业树立良好的社会形象,增加大众的亲和力,扩大企业产品的市场占有率,而且可以大大地节约社会资源的闲置和浪费(有专家估计,如果改善或提高我国现有药品的使用效果,就可减少现有药品生产总量的 1/3 左右),其社会效益也是非常惊人的。

总之,在市场经济条件下,市场是企业的衣食父母、生命之源,医药企业千方百计迎合消费者的需求是天经地义之举,而了解和掌握消费者需求则是其重中之重、急中之急的要诀。

二、医药消费者分析

(一)医药消费者分析的基本内容

我们经常听到"顾客是上帝","服务第一,顾客至上"等宣传,但如何认识医药消费顾客,如何体现这些口号,这些口号到底包括哪些内容?

医药消费者是医药企业营销的生命和灵魂,在竞争的环境里,谁拥有医药消费者,谁就占据了市场,谁就是胜出者。

医药消费者是个神秘的暗箱,医药企业要让自己的药品、服务、商誉、营销理念等进入他们之中,必须搞清 5 个"W"和 1 个"H",也即"什么(What)"、"谁(Who)"、"哪里(Where)"、"何时(When)"、"为何(Why)"、"如何(How)",这六个方面是研究医药消费者行为的基本内容。

1. "什么"

即了解医药消费者知道什么、购买什么。通过了解获悉医药消费者知道什么品牌、什么质量标准,也可以得到医药消费者已购买和欲购买什么药品、什么品牌。这是熟悉市场情况和医药消费者需要的先决条件,也是医药企业掌握为医药消费者提供合适药品及服务的方向和基本思路。

2. "谁"

既要了解医药消费者是哪些人,又要弄清购买行为中的角色意图。医药消费者是谁,指医药企业的目标是谁,研究不同的购买行为中不同人的位置和作用。严格地说购买者不等同于医药消费者。医药企业在研究"谁"时,必须清楚在购买行为中,谁是决策者,谁是使用者,谁对决定购买有重大影响,谁把商品买回来,这有利于医药企业有针对性地实施药品、价格渠道以及促销措施。

3. "哪里"

即了解医药消费者在哪里购买。根据医药消费者购买地点、场所的特征,医药企业可提供更具适应性的药品(服务)和营销网点。

4. "何时"

了解医药消费者在一年中的哪个季节,一季中的哪个月,一个月中的哪个星期,以及一个星期中的哪一天,实施哪些购买行为和需要什么样的药品和服务。这对于医药企业开发新药品,拓宽服务领域,增加服务项目有重要意义。

5. "为何"

了解和探索医药消费者行为的动机和影响其行为的因素。医药消费者为何喜欢某个品牌、某种包装、规格,而不是其他品牌、包装、规格的商品。只有探明原因和动机,医药企业才可以比较全面地了解医药消费者的需要。

6. "如何"

既包括了医药消费者怎样购买,喜欢什么样的促销方式,又包括要搞清楚医药消费者对所购商品如何使用。如有些地区的医药消费者习惯于人员推销方式,有些地区的医药消费者则倾向于广告宣传的品牌,医药企业在制订促销方式时应区别对待。

弄清了以上六个方面,对于医药企业掌握营销的医药消费者环境,制定相应的营销策略来说是至关重要的第一步。但是,这些问题又是隐蔽的、错综复杂和难以捉摸的,对营销者来说是个暗箱。

医药消费者分析是市场营销决策的基础。市场营销人员以前是通过市场销售中的经验来了解医药消费者的。医药消费者分析调查的目的是为了解决下列问题:

哪些人构成了医药消费者市场?	购买者
他们购买什么药品?	购买对象
他们为什么要购买这些医药产品?	购买目的
谁参与了购买过程?	购买影响范围
他们以什么方式购买医药产品?	购买行动
他们喜欢什么时候购买医药产品?	购买时间
他们在哪里购买医药产品?	购买地点

对以上问题的回答,是形成市场营销决策的起点,也是医药营销人员进入市场时所思考的基本问题。

(二)分析医药消费者的意义

在信息经济时代,销售人员所面临的最大挑战是如何提高医药消费者回应。事实上越来越多的专业人士认识到,当前医药消费者已经毫无争议地取代了产品而成为销售的主要驱动因素。对医药生产企业而言,一个企业所生产的药品与其竞争对手的产品已经日趋同质化,但是销售人员仍能区分相似的产品和服务,并且可以帮助医药消费者感知其间所存在的差异,并且以这种差异作为医药营销的战略。

1. 分析研究医药消费者将为企业制定医药营销战略创造条件

医药消费者战略(customer strategy)应该是企业经过精心构思的计划,它要能够最大限度地激发医药消费者反应。

该战略的一个重要方面是更好的理解医药消费者的购买需求和动机。营销员通过投入一定的时间去了解医药消费者的购买需求和动机,那么,当他们在针对医药消费者的购买问题提供增值解决方案时,必能处于较为有利的地位。

2. 分析研究医药消费者可以为医药营销的具体行为创造基本的条件

要保证医药营销活动的有效性,就离不开详细周密以及针对性很强的医药消费者市场的分析研究。只有建立在对医药消费者市场现状、动态、医药消费者心理及变化、医药消费者行为特点把握的基础上的营销决策才会有生命力,也才能为企业制定出实际的营销计划。

3. 分析研究医药消费者可以帮助医药企业明确医药市场发展的方向

医药消费者的行为导向就是医药产品开发的方向。人们在什么样的程度上关心自己的身体,在什么样的情况下会改变自己的生活,这在很大程度上影响着人们消费的方向。随着社会经济的进一步发展,医药产品必然会从仅仅保护人们的健康转为更加关心人们的生存方式。健康的生活方式已经成为一种价值取向,医药企业及医药营销人员必须关注到这种变化才能进一步开发新的产品和服务。

4. 分析研究医药消费者可以改善医药服务质量,获得可持续发展的动力

医药企业市场的竞争包括多方面的因素,除了产品、技术之外,随着市场竞争的加剧,医疗服务日益成为市场关注的焦点。现代市场营销要求企业必须具备社会责任意识和人道主义精神,提供真诚的、友善的医疗服务已逐渐成为医药营销人员的共识。如实地向医药消费者宣传药品及相关卫生知识,指导医药消费者科学合理地选药用药。

分析和了解医药消费者的特点,是医药消费者导向型市场操作的基础。只有对医药消费者充分的了解,才能节省企业的市场资源,提高医药营销人员市场操作的效率。

(三)医药购买者分析

医药购买者主要是家庭和个人,家庭各成员或有关人员对购买决策的影响,是必须解决的问题。有时候,购买药品的决策者似乎是患者本人,但实际上有可能是其家庭成员中的一员施加了决定性的影响,也更有可能是医生。这时,医药企业的产品特性的各种促销方法,就必须尽量符合那些真正具有决策力或影响力的顾客的需求。

在消费者的实际购买活动中,人们可能以不同的身份出现:

倡议者(initiator)——首先想到并提出要购买某种药品的人。

影响者(influencer)——对最终的购买决定有直接或间接影响的人。

决策者(decider)——最后决定整个购买意向的人,如买不买,买什么,买多少,怎么买,什么时候买或到哪里买。

购买者(purchaser)——购买行动的实际执行人。

使用者(consumer)——所购药品的最终使用者。

在购买决定中,一个人可以扮演不同的角色:倡议者、影响者、决策者、购买者和使用者。企业营销人员必须弄清楚在购买过程中,谁是决策者,谁是倡议者,谁是影响者,从而有针对性地开展促销活动,才会收到良好的效果。

不同的家庭成员对购买商品具有不同的影响力,因此研究不同的家庭特点,了解家庭各成员对购买决策影响力的差异,对市场营销活动是十分必要的。营销专家在此提出相关理论:

(1)家庭权威中心点理论

由于各种家庭的情况不同,家庭权威就可能不同。赫伯特(Herbst)把家庭分成4种不同的类型:

①家庭 AA 制型——每个家庭成员相对独立地作出各自的购买决定。

②丈夫支配型——丈夫支配一切,包括购买决定。

③妻子支配型——家庭购买决策权掌握在妻子手中。

④调和型——大部分购买决定由家庭各成员共同协商作出。

虽然各种社会里这4种类型的家庭所占比重各不相同,但都会同时存在。随着受教育程度和收入的增加,越来越多的家庭由丈夫支配型转变为调和型,营销人员应掌握该理论,以便指导正确开展市场营销活动。

(2)家庭生命周期理论

①未婚阶段——年轻、单身。

②新婚阶段——年轻夫妇、没有子女。

③"满巢Ⅰ"阶段——年轻夫妇,有6岁以下幼儿。

④"满巢Ⅱ"阶段——年轻夫妇,有6岁或6岁以上的孩子。

⑤"满巢Ⅲ"阶段——年纪较大的夫妇,有未独立的子女。

⑤"空巢"阶段——老年夫妇,子女已分居。

⑦独居的未亡人阶段——年老、单身。

家庭生命周期的不同阶段具有不同的特征,家庭对商品的兴趣和需求会有明显的差别。例如,在"空巢"和独居的未亡人阶段,该家庭对药品和保健品的需求量会大量增加。家庭处于不同阶段,家庭各成员对购买决策的影响力也有明显的区别。

(四)医药消费者购买对象分析

医药消费者的购买对象是医药产品。在通常营销实践活动中,我们主要研究两大市场:处方药市场和非处方药(OTC)市场。在研究消费者购买什么时,除了要回答企业目标顾客最想得到的产品和服务以确定企业的市场营销定位外,更重要的是市场营销人员要掌握企业目标市场中的消费者在购买药品时所关心的是什么、考虑的是什么、担心的又是什么等。由于消费者的差异,使同一类药品的不同消费者在购买药品时所关心考虑的内容不可能一样,有人关注疗效,有人关心价格,有人关心品牌,也有人注重广告宣传或完全听从医生的建议。掌握了这些情况,就可使医药企业在市场营销中很好地把药品与消费者的需要结合起来,解决其根本问题,使需要得到充分满足。

(五)医药消费者购买时间分析

由于药品作用的特殊性,使消费者购买药品的时间似乎是毫无疑问的,那就是什么时候生病什么时候购买药品。要预测某一个消费者何时购买药品是不容易和不现实的,但从医药市场总体上考察,与其他商品相比,药品更具有季节性。有时在药品营销过程中会因为某些疾病的发生具有时间上或季节上的规律性而产生旺淡季之分。如一年中冬春季节就是病症的高发期,例如感冒咳嗽,因而感冒类药品的销售就会比夏季高出许多。掌握消费者在购买药品时可能存在的时间性规律后,就可以在生产和经营上有一定的提前量,以把握最佳的销售时机,扩大药品销售。例如保健品销售过程中要注意利用节假日扩大销售。

(六)医药消费者购买地点分析

在我国药品消费中最基本的购买地点是两个:一是医院(医疗单位),二是药店。这不仅是传统习惯,而且是由处方药与非处方药分类管理的要求决定了的。表面上看是因为药品销售场所的不同,其实是因为药品种类的不同、国家政策的不同从而导致营销策略也各异,因而企业必须根据所生产经营药品的种类进行相应的调整。

在医院销售药品一般以处方药为主,由于需要专业知识做后盾,消费者自主消费的情况很少发生,所以以服从型消费为主。消费者在购买时,药品的品种、数量等除了由医生说了算外,还要受当地《基本医疗保险目录》的限制。因此,医药企业所要做的工作是一方面力争使本产品进入医保目录中,另一方面做好对医院和医生的推广宣传工作,从而达到扩大药品销售的目的。

非处方药即 OTC 药品通常在零售药店出售。由于 OTC 药品是消费者可以完全自主消费的药品,而且可以利用大众媒体做广告宣传(处方药则不能在大众媒体只可在药监与卫生部门指定的专业媒体上宣传),所以药品品牌、知名度及广告效应对药品销售的作用就非常大。

医药企业在做 OTC 市场时,可以多采用一些普通消费品做市场时的方法,通过广告宣传和企业公关行为,努力提高企业和产品的知名度和信誉度。同时还需要注意药品的外观、颜色、包装等是否具有很强的吸引力。此外,药店所处位置、药品柜台的布置、主要客源的状况、药店销售人员的服务态度和服务质量等,均对药品的销售产生直接的影响。

(七)医药消费者购买行为分析

消费者的购买行为,是指其在具体购买药品时表现出来的心理和行为特征。由于受到购买者的经济收入、受教育程度、专业知识、个性、地点、时间等因素的影响,药品消费者在购买药品时的行为并不是完全一致的。根据购买者的特性,药品购买行为一般可分为 6 种类型:

1. 习惯型

这类消费者要么具备一定的药品知识,要么属于久病成医者,因而往往忠诚于一种或数种老牌、名牌产品,习惯于购买自己熟知的常用的药品,不轻易购买别种同类产品。他们对新产品不敢贸然做出购买决定,属于保守型的购买者,较少受广告宣传和时尚影响。

2. 经济型

这类消费者由于经济条件的限制,因而特别重视价格,对药品价格非常敏感,廉价药品对于他们最有吸引力。

3. 理智型

消费者在做出购买决策之前,对自己所要购买的商品已经反复考虑、研究,作了比较,持十分慎重的态度。事先经过较周密的考虑和反复的比较,所以在购买时早已胸有成竹,或者具备相应的医学和药学专业知识,因而不会贸然做出购买行动。

4. 盲目型

这类消费者由于缺乏应有的医药学知识,往往容易受药品广告、药品的外观、包装、说明书或营销人员的诱导,盲目冲动地购买某种药品。这样的情况经常发生在减肥药品市场和保健品市场中。

5. 想象型

消费者往往以丰富的想象力来联想和衡量医药商品的意义。在购买时,注意力和兴趣都容易变换,具有较灵敏的审美感。对医药商品的外观、包装、造型、颜色和命名都较重视。

6. 躲闪型

这类消费者由于患有一些难以启齿或隐私型疾病,为顾及家人和工作单位的影响,因而经常光顾地下私人诊所或药店,常常会因误诊或滥用药物而耽误病情。他们在购买药品时经常是躲躲闪闪。

(八)医药消费者购买决策过程分析

1. 医药消费者购买行为模式

医药消费者购买行为,指消费者为了满足自己的某种需求,在寻找、购买、使用以及评估药品营销或服务时所表现出的行为。医药消费者购买行为模式是刺激—反应模式(S-R模式)。

购买者外界刺激有两类:一类是企业的市场营销组合策略,包括产品、价格、地点和促销;另一类是环境刺激,包括经济的、技术的、政治法律的和社会文化的刺激等。这两方面的刺激进入"购买者的黑箱"(即心理反应过程)。经过一定的心理过程,就产生一系列看得见的购买者反应,如产品选择、品牌选择、经销商选择、购买时间选择和购买数量等。

企业营销人员应通过市场调研尽量了解目标市场营销环境。结合本企业的市场营销组合策略,注意对购买者的特征进行分析,包括购买者社会的、文化的、个人和心理特征,这会影响购买者对外界所受刺激的反应;另一方面注意购买者的决策过程,这会导致购买者的各种选择,以便于企业采取相应的对策。

2. 医药消费者购买决策过程分析

包括需求确认、搜集信息、评价选择、实际购买、药效评价五个阶段。这五个阶段代表了医药消费者从对产品和服务的需求,到评价一项购买的整个过程,成为研究医药消费者如何决策的一个指导。

(1)需求确认

医药消费者首先要确定自己的需求。比如感觉到身体不适,或者怀疑自己的健康状况,产生购买药物或寻求医疗服务的动机。与其他消费者不同,医药消费者在购买时往往会显得比较谨慎。他们购买某种医药,都是为了满足某种需求和解决某种问题,购买行为的发生会源于以下情况。

①突发性需要 这是医药市场中最常发生的购买行为,对于一个具体的医药消费者而言,疾病的发生一般难以预见,只有当生病时才会产生购买药品的需要。

②习惯性需要 这种行为是因为医药消费者患了某些慢性疾病,所以会经常购买某种药品。"久病成医",医药消费者对这类药品的品牌、效能、价格都非常熟悉,一般不需花时间考虑。

③怀疑性需要 这是医药消费者的一个重要的特征。虽然医药消费者实际上并没有生病,但可能会针对自己的健康状况,私下通过阅读和咨询"对号入座",产生需求。

④无意识需要 这种需要限于患者本身已经存在某种病症,但由于医药消费者没有意识到,所以也没有用药的需要。一旦他们意识到自己的身体状况,或者发现有新的产品,他们也会购买。

(2)收集信息

医药产品消费者收集信息和一般消费者收集信息有很大的不同。由于医药消费者不具备相应的专业知识,他们在产生需求后,最常见的做法就是寻求专业人员的指导。医药消费者对于自己所搜集信息的重视程度往往要超过其他消费者。医药消费者常见的做法是要么去医院、诊所,要么去零售药店,由医生和专业药师对疾病做出诊断,并决定用药品种和数量。

（3）比较评价

在获得信息和形成可选择的产品组合之后,医药消费者准备做出决策。医药消费者会利用已搜集到的信息形成一套标准,这些标准帮助医药消费者评价和比较各种选择。

（4）实际购买

应该看到,医药消费者对信息的搜集是认真的,对信息的选择和评价也是严肃而谨慎的。但尽管如此,在购买医药产品和服务时医药消费者还会受到其它方面因素的影响。

①他人态度 医药消费者在购买医药产品或服务时显得谨慎而又敏感,有时难免还有些"讳疾忌医"。家庭成员、相关群体、专家、医生、药品零售人员等的态度愈强烈,与患者的关系愈密切,医药消费者的购买意向就会愈受到影响。

②疑虑因素 医药消费者在购买药品时,往往由于对药品期望值与实际效用之间差异较大,所以在购买时往往有许多犹豫。医药产品特有的属性,也是医药消费者难以果断购买的原因。医药消费者总想在购买前竭力得到证实或解决的问题很多,比如像"这个产品有副作用吗?""能不能治好我的病?"等等,因此,营销人员应该采取负责任的态度,耐心、友善地打消医药消费者的疑虑,帮助消费者做出正确的选择。

（5）药效评估

医药消费者在购买了医药产品之后,经过使用或者享受相关的医疗服务后,必然会对药品做出评估。这种评估会直接影响到医药消费者下一步的决策,必须引起营销人员的高度重视。因为医药消费者的购后评价具有巨大的反馈作用,关系到这个产品在市场上的命运。满意的医药消费者可能会再次购买医药产品,不满意的医药消费者反应则截然不同,他们会设法降低不平衡感,或者采取报复性的措施。

医药市场营销人员应该了解医药消费者处理不满意时的所有方式。医药消费者会在是否采取行动上做出选择。如果要采取行动,则可能采取公开行动或者私下行动,找律师和向能帮购买者得到满足的其他组织(厂商、政府机关或私人)投诉,也许会干脆停止购买该产品(退出权),或者提醒朋友(发言权)。无论哪种情况发生,医药企业和市场营销人员都会因为未满足医药消费者而有所损失。

（九）影响医药消费者购买行为的因素

影响消费者购买行为的因素主要有 4 大类:文化因素、社会因素、个人因素和心理因素。

1. 文化因素

文化因素主要体现在文化、亚文化和社会阶层 3 个方面。

（1）文化

文化是决定和影响消费者需求和购买行为的最基本因素。文化属于宏观环境因素之一,人们的价值观念、风俗习惯、伦理道德和思维方式等,都受传统文化的制约,而这些又都影响消费者的消费指向和购买行为。例如,标有老年人专用字样的保健品在美国等西方国家并不受到老年人的欢迎,因为这种宣传违背了这些国家中人们忌讳衰老的价值观。

（2）亚文化

在每一种文化中,往往存在许多在一定范围内具有文化同一性的群体,他们被称为亚文化群,主要有民族群、宗教群、种族群、地理区域群等。如我国南方或北方、城市或乡村、沿海或内地等不同地区,由于地理环境、风俗习惯和经济发展水平的差异,人们往往具有不同的生活方式、口味和爱好,对药品和保健品的需求有比较大的区别,这会影响他们的购买行为。

（3）社会阶层

社会阶层是根据职业、收入来源、教育文化水平来划分的人类群体。不同社会阶层的人,其生活方式、价值观念、消费结构都有很大的差别,因此他们的购买行为也不同。

2. 社会因素

社会因素包括相关群体、家庭、社会角色与地位等。

（1）相关群体

是指与消费者有一定联系、对消费者购买行为产生影响的社会团体与相关成员。这个相关群体包括亲朋好友、邻居、同事、社会团体以及名人等。

（2）家庭

人们的价值观、审美观、爱好和习惯,多半都是在家庭的影响下形成的。在购买者决策的所有参与者中,购买者家庭成员对其决策的影响最大。对人的一生来说,影响个人行为的家庭有两个:一是以父母为中心的家庭;二是个人和子女构成的家庭。当消费者作出购买决策时,必然要受到这两个家庭的影响。

（3）角色和地位

一个人在不同群体中的位置可由角色和地位来确定。人在各种群体中的角色和地位则会直接影响着他的购买行为。

3. 个人因素

消费者的购买行为也受其个人特性的影响,特别是受其年龄、职业、经济状况、生活方式、个性以及自我观念的影响。

（1）年龄

不同年龄的人需求和消费偏好有很大不同。如老年人一般对增进健康的营养滋补品需求大,对服饰要求以舒适、方便为主;青少年往往对时髦商品的需求大,讲究服饰的花色、款式等。针对消费者因年龄不同而消费习惯和偏好的不同,在许多商品上就采用年龄来作为市场细分的标准。

（2）职业

不同的职业决定着人们的不同需要和兴趣,如蓝领工人与公司总裁的需要肯定不同,大学教授与保育员的需要也会有很大差别。

（3）经济状况

经济状况决定着个人和家庭的购买能力。例如,收入水平高的消费者比较注重自身的保健以及在患病时往往使用价格昂贵的药品。

（4）生活方式

指人们在生活中所表现的兴趣、观念以及参加的活动等。不同的生活方式,会有不同的需求特征和购买行为。例如,经常参加社会活动的人往往注重保持良好的身材,注重美容,这样就对美容产品及减肥产品的需求较大。

（5）个性与自我观念

个性是指个人特有的、相对持久的实质性的心理特征。正是个性心理特征,才使购买行为复杂多样。与此相关的另一个概念是购买者的自我观念或自我形象,它也是影响消费者行为的一个因素。医药市场营销人员必须了解目标市场可能存在的个性及自我形象,推出的品牌应当符合目标消费者的个性及自我形象。

4. 心理因素

心理因素主要包括:动机、知觉、学习、信念和态度等心理过程。

(1)动机

行为出自动机。动机是消费者为满足某种需要而引起购买行为的内在驱动力,是影响购买行为的直接因素。消费者的购买动机也可以分为生理动机和心理动机。因此,营销者必须善于根据消费者的需要,设置某些刺激物,激发足以引起消费者行为的动机,这就是激励,其目的是使消费者行为符合企业的目标。

①生理需要 指人们为了生存所需要的最低限度的需要,如对衣、食、住、行等方面的需要,属于低级需要。

②安全需要 指人们为保障自身安全与健康,或财产不受威胁的需要,如保险、保健、医疗等需要。

③社会需要 指期望同他人和睦相处、受到重视、获得友谊的需要,如参加社团活动、病友康复协会等。

④尊重需要 指希望得到别人敬重、博得声誉和一定社会地位的需要。

⑤自我实现需要 指期望事业成功、实现理想的需要,如期望成为企业家、得到机会出国留学等,属于人的高级需要。

(2)知觉

人的知觉是有选择性的。在人们感觉到的刺激物中,往往注意预期的刺激物和变化较大的刺激物。在对感觉到的刺激物进行理解时,往往按照自己的经历、偏好去理解,因而对同样的产品,不同消费者的购买愿望可能完全相反。

(3)学习

心理学研究表明,人的许多行为表现是通过学习而形成的,购买行为也是如此。按照"刺激—反应"理论,人类的学习过程是包含驱动力、刺激物、提示、反应和强化等一系列因素相互作用的过程。

(4)信念和态度

信念是指人们确信某种事物时形成的一种观念,从而引导人的行为。态度是人们对客观事物的评价。消费者对产品的信念和态度,具体表现为对产品的喜欢或不喜欢,从而决定购买或不购买。

5. 经济因素

从经济因素分析,影响医药消费者购买行为的,主要有两个方面的因素,一是药品质量与价格的统一;二是药品的质量与医药消费者收入的关系,即药品价格能否为目标市场的顾客所接受。

(1)药品质量与价格的统一

这是医药企业经营活动中必须认真处理好的一个问题。药品质量与价格的统一,其实质就是要求药品的价格与其质量相符,这是商品的内在规律,即价值与使用价值相统一。产品功能与价格的关系,一般表现为以下的结果,即高质量、高价格的医药产品有销路。所以,从质量与价格的统一来看,一方面我们要重视质量,另一方面要正确确定药品的价格,力求价格与质量相符。

(2)药品的价格

除了使药品价格与质量相符外,还必须考虑药品的定价能否为目标市场的顾客乐于接受。这也是市场营销中应当重视的一个问题,有时虽然药品价格与药品质量之间的关系处理得比较好,做到质价相符,但如果不能为目标市场的顾客所接受,仍然不可能取得营销上的成功,因为价格的高低是相对于目标市场的营销环境而言的。在某一市场上的平价药品,在另一市场可能是高价药品;同一质量同一价格的药品可能在某一市场受到欢迎,而在另一市场遭到冷遇和抵制。因此,必须认真结合市场营销环境研究价格。

6. 药物因素

药品质量是药品的生命,在相同的市场和相同的医药产品结构条件下,药品质量好坏也是影响医药消费者购买的重要因素。医药消费者使用药品的最终目的是获得身体的康复,所以衡量一种药品是否具有市场竞争力的标准之一就是疗效。

由于存在消费者个体上的差异,如民族传统、宗教、经济收入、文化程度、风俗习惯、兴趣爱好、性别、年龄、职业等,使其在药品的购买行为方面产生一定的区别,如有的关注价格,有的关注品牌,有的自己能够简单诊断,有的完全听从别人,所以要求医药企业特别是生产经营药品的企业,充分认识到消费者方面的差异,针对不同市场采取相应的营销策略,更好地满足消费者的需要。

案例阅读

销售演示,抓你没商量

在一小家电卖场想买一个电熨斗,看了看松下、菲利浦的蒸汽熨斗三四百元的标价,我开始犹豫起来,这么小一个东西怎么这么贵呀!在我的印象里,一个电熨斗应该是几十元钱,于是我请教附近的工作人员。她告诉我这是名牌,要觉得贵可以选其他一百多元的,我说能不能给份资料,看看这名牌好在哪里。她在纸箱里简单找了一下,礼貌地说:"没问题,你买回去可以看里面的说明书"。我不知道说什么好,怏怏地走开了(敷衍顾客,很难让顾客产生购买欲望)。

"老板,看看我们的多功能电熨斗",在一个立柱旁我被一位中年人叫住,他的热情接待让我很快认出他是厂家严格训练出的专业导购员。就在靠柱子临时搭建的衣柜前,他一手掀起一件挂着的黑西装,一手拿起一个长茶杯一样的东西,打开开关用蒸汽在上面喷熨。"你看就这么简单几下,一件西装就熨平了",他嘴里这么说着,刚才还是皱巴巴的一件衣服就平整如镜了。我将信将疑:"你这多功能电熨斗与普通的电熨斗有什么差别?""这差别可就大了,普通电熨斗熨过的衣服发亮,像涂了一层糊糊;再说,它还需要一块熨烫板,熨完还得晾晒,很麻烦"(实事求是地与老产品进行优缺点对比)。说着他又开开关,扯起衣架上的一件白衬衣,开始表演:"男人的衬衣关键是领口,这里皱了会影响你的形象,局部这么一熨,你摸摸多平整"(针对不同的顾客身份,进行针对性宣传)。我伸手摸摸点头称是,但还是觉得它选的布料易于打理。也许他看出我的心思,二话没说就去解拧得像麻花一样并打了一个结的一块布。等他把布拉开,我才看清那是惨不忍睹的一件真丝 T 恤衫。他说:"这种多功能熨斗虽没真丝、毛料、尼龙、纯棉的档位,但它可适用于各种面料,这件易皱的衬衫,不出两分钟,我就能把它熨好"(善于捕捉顾客心理)。他一边说一边熨,又对我说:"你要不介意,我把你这条领带再熨一下。"说着就伸手拉住了我的领带,我刚要挣开,他已把我的领带熨好了。我想,有了这种电熨斗,再也不用去干洗店了。不过,他的热情多少让我有些不快(小心热情过头给顾客"黏"的感觉)。熨的功能表演完,他把那件熨过的西服取下来,狠狠地甩在地上,然后踏上一只脚,并在地上蹭来蹭去,看得人揪心。然后他把污垢斑斑的西服又挂起来,旋下熨斗的平头,旋上刷子头,在污渍上边喷蒸汽边刷洗,说:"这种熨头不仅能熨衣服,还能干洗,今后你就不用洗衣服了;如果你在水囊里加点香水,香气还能渗透到衣服纤维里,这样干洗的衣服可香了,你闻闻"(试图用嗅觉打动顾客)。想起他刚在地上踩过,我没有去闻。"除此之外,它还可以高温消毒,这蒸汽高达150℃,如果你家没有消毒碗柜,洗过碗碟之后,用它喷一喷,保证你没病没灾,全家健康"(制造健康卖点打动顾客)。我下意识地说:"我家有"。"那也不要紧,你的茶几、餐桌、玻璃门窗,总得擦洗吧? 你把这种刮水器装上",他说着装好刮水器,对着展示衣架侧面的一大块玻璃边清洗边说:"餐桌上有油腻用凉水很难清洗,用这种高温蒸汽清洗,又干净又消毒杀菌"。

"这种熨斗是不错,质量有保证吗? 这种演示我见得多了,买到家里不是不能用就是没用几下就坏掉了。"我虽想购买可还是心存疑虑。"是呀,很多人都有这样的疑虑,说这塑料不小心掉在地上就碎了"(先接受顾客的异议,用"是的、可是"法引导顾客)。说着把刷头旋下来扔在地上,"这是德国进口的 GPR 塑料,不怕摔,造飞机用的就是这种材料,抗高温抗摔打,"他越吹越玄,左手弯腰去捡扔在地上的刷头,右手又把机身"啪"的一声丢在地上,说:"别担心,没事的,摔得这么重,你看它照常工作"(用事实说话,打消顾客疑虑)。"这是我们的专利证书,质量通过国家的鉴定,这是中国质量监测中心盖的章",他指着立在旁边的小牌匾说(为自己的观点找出书证):"我们公司是个大厂,不仅仅生产这小玩艺,还生产按摩椅、按摩床,好的按摩床卖10000 多元,你说我们的产品能不好吗?"

他这么一番表演,立即引来两位中年妇女的围观,其中一位说:"别人卖 119 元,你的怎么卖 168 元?"我不知不觉地参与到他精心布局的演示活动中来,没注意周围的情况,经她这么一说我才发现柱子背后是另一个厂家的同类产品在展销。"他那是上海国产的,我们这是中外合资的,"见对方的导购员不在,他迅速走过去把上海产的熨斗头旋开,"看到了吧,他这里设计复杂,勾勾槽槽,不易清洗,产生了水垢,还会二次污染你的衣服",然后,他又迅速回到自己的展柜前讲:"我们采用的是水电分离技术,既安全又不会产生水垢"(导购员脱岗最容易遭他人暗算)。"我给你拿一套吧,现在是特价168 元,明天买就是 288 元,上午我们超市的王总就买了两套"(成交技巧之一,强调机会不多)。我看他如此专业,忽然心生一计,说:"别急,我不止要一套,我还要帮你多卖出几套。我明天正好要到一家饮料厂做培训,有 60 多名业务员听课,我看他们工作挺辛苦,虽穿得西装革履,但经常做些搬饮料的体力活儿,衣服皱巴巴的,我给他们的头儿说,让你现场做推销,不收你任何费用;他们刚发工资,100 多元的熨斗都买得起,卖多卖少,就看你的推销水平了。你要有兴趣,给我留个电话。"

第二天,我把这位"江湖艺人"请上了培训讲台,让他给我做了免费助教,讲解《演示在推销中所起的作用》,给学员上了生动一课。我拿培训费虽然没给他提成,却在课堂上帮他卖出去

6 套电熨斗。

点评

通过这个事例可以看出，导购的关键是"三抓"，即抓住顾客的眼、腿、心。文中导购员高明之处就在于时时抓住顾客的心。要抓顾客的心就要抓产品的三个点：特点、优点、利益点，三流的导购只能讲出产品的特点，二流导购能讲出产品优点，一流的导购能讲出产品的优点给顾客带来的利益——产品的利益点。这位导购员的可取之处是用高超的演技诠释了产品的利益点。面对理智的消费者，语言介绍并不是产品介绍惟一的方法，也不是最有效的方法，"哑巴卖刀"式的演示能为你的介绍提供更有力的证据。请您记住：留住顾客是导购的第一步，介绍产品是导购的第二步，用事实说话拿出证据是导购的第三步。走完这三步，成交也就水到渠成。

第六章　医药市场营销机会与风险

医药企业的医药市场营销活动是以满足病患者的需求为手段，在满足患者需求的同时，也能满足企业自身的生存与发展。因此，消费需求的每一个变化都会引发市场容量与矢量的更替，从而导致企业的医药市场营销机会和风险的产生。

一、医药市场营销机会

（一）医药市场营销机会的概念

医药市场营销机会是指市场上所存在的尚未满足或尚未完全满足而企业又能通过自己的医药市场营销活动予以满足的需求。没有市场需求就没有市场机会。市场需求的方向、数量、质量千变万化，有的与企业的医药市场营销活动密切相连，有的与企业的医药市场营销活动潜。在相关，有的与企业的医药市场营销活动关系不大或无关。这里所说的医药市场营销机会指的是相关联的市场需求，关系不大或无关的市场需求不是企业的医药市场营销机会。

（二）医药市场营销机会的分类

1. 环境机会和企业机会

企业医药市场营销的外部环境涉及诸多方面并处在不断变化之中，而每一个方面或某一个方面变化都可能诱发一种市场需求或某种需求的变化，也就是存在着相应的市场机会。这些市场机会是环境变化客观形成的，我们称之为环境机会。例如城市老龄化现象的出现，引发老年健康药品需求；呼声日高的禁烟活动，引发戒烟药的需求；工业污染引发各种疾病，导致相关治疗药需求的派生；中国的少生优生政策引起对儿童营养食品的特别关注，等等。这些都是环境机会。

但是，环境机会并不一定都是企业（或公司）的医药市场营销机会，因为这些环境机会不一定符合企业的医药市场营销方向、目标和能力，不一定是企业的医药市场营销范围和能力所能利用的。只有环境机会中那些符合企业的目标和能力，有利于发挥企业资源的合理配置的市场机会，才是企业机会。

因此，在企业医药市场营销环境变化中那些关系到企业生存因素里可能存在的环境机会，有些是企业机会，有些不是甚至是风险。比如，中国一旦加入世界贸易组织，对中药材出口企业应是有利的市场营销机会，但对于药品生产企业则未必就是可期利用的市场机会，反之，在一定时限内可能是医药市场营销的风险。东南亚金融危机的暴发，中国承诺人民币不贬值，对外经贸企业而言，进口业务是机会，出口业务则是风险。那些对企业无影响或无重大影响的因素中，虽然存在着环境机会，但不是企业机会。如中国人进入 20 世纪 90 年代以来对通讯需求的急剧膨胀基本与医药企业无关，医药企业无法利用这一环境机会。从企业的角度而言，就是要从环境机会中进行分别选择,挑选出合适的企业机会加以评估,做出适当的决策,为企业获得利益。

2. 潜在的市场机会和表面的市场机会

在市场机会中,有的是明显地没有被满足的市场需求,这种未被满足的需求就称之为表面的市场机会;而另一种则是隐藏在现有某种需求背后的未被开发的市场需求,称之为潜在市场机会。比如,婴幼儿营养食品的需求随着城市独生子女的增加而需求明显,这是表面的市场机会。为此国内外的公司相继推出了雀巢米粉、亨氏米粉、未来米粉、长青米粉等不同品牌米粉,满足了婴儿断奶食品的需求,在推出了米粉、奶粉系列、营养口服液的同时,有的企业推出了这些食品的喂食器具系列和正确喂食方法丛书,满足了隐藏在婴幼儿食品需求背后父母对婴幼儿喂食器具和喂食方法指导书刊这一潜在的市场需求,即获得和利用了潜在的市场机会,并向全国有效渗透。

就表面市场机会而言,企业容易寻找、识别难度系数较小,企业把握方便,这是它的优点。但正因为其容易寻找、识别、把握,会引来众多企业抓住这一市场机会,导致竞争加剧,各自的市场份额不高,产品开发快,发展期缩短,快速进入高潮期,产生相对容量饱和甚至过剩,企业获得能力差,从而使这一机会不能为企业创造机会效益(即企业先于其他企业进入市场所获得的竞争优势和所带来的超额利润),机会也就容易丧失时效,甚至由于恶性价格竞争和仿冒而使企业无利可图或亏本。

潜在市场机会对企业来说不易寻找和挖掘利用,这是其不足。但正因为难度大、不易识别,所以企业如果抓住了这一机会,其竞争状况就会相对缓和,机会效益就高。因此两种市场机会长短互现,关键看企业如何适时适当地利用它们。

3. 行业市场机会和边缘市场机会

各个企业由于其拥有的技术、设备、员工素质、资金和医药市场营销条件的不同,以及在整个市场体系中所扮演的角色不同,一般都有相对稳定的医药市场营销领域。那些医药市场营销领域内的市场机会才是企业的行业市场机会;而不同行业的交叉和结合部位出现的市场机会,称之为边缘市场机会。

一般来说,行业市场机会对企业而言容易识别和寻找,企业也可通过自身的资源配置来利用该机会,抓住好的发展点,创造经济和社会效益。因此,绝大部分企业在寻找市场机会时往往是从寻找行业市场入手并以此为重点目标。但是因为行业市场机会集中了绝大部分的寻找企业和利用企业,容易诱发过度的竞争,从而推动或减弱机会效益。为此,有些精英企业往往避开已成熟的行业市场机会而试图在行业领域之外寻找市场机会。

可是,出现在本企业领域之外的市场机会,往往是别的企业的行业市场机会,它们在寻找和利用时可以驾轻就熟,而对外行企业而言,则掌握和利用的难度系数较大。因此,许多已成跨行业、跨系统医药市场营销的企业集团在考虑突出主业、重点进攻的宗旨下不得不放弃不良资产和利用陌生行业外的机会,使企业集中人、财、物力,实现企业的集约市场营销。不过,我们也不能形而上学的固守行业框框,而不去寻找挖掘竞争相对较缓和的行业外市场机会。因为,各个企业都比较注重于行业领域内的市场机会,在行业与行业之间往往出现大家都较难识别的"夹缝地带",这一地带往往处于真空状态,谁都忽视了这个区域有未被满足的消费需求,如果仔细分析并加以消费指导可能还会派生出新的消费需求,产生新的市场机会,即边缘市场机会。边缘市场机会一方面可以发挥企业的部分竞争优势，另一方面，由于它比较隐蔽，难于被大多数企业发现，因此企业容易取得机会效益。但它难以识别，需要企业有丰富的想像力和大胆的创造力及开拓精神。比如，航天技术的发展，医疗技术的进步，可派生出太空治疗疾病的需求和可能，因为太空无污染，手术方便，病人康复快。

4. 全面市场机会与局部市场机会

市场从其空间范围而言，有全面的市场，也有局部的小范围市场，因而市场机会也就有全面市场机会和局部市场机会之分。

全面市场机会是指大范围内（如全国市场、国际市场区块）未被满足或未被完全满足的消费需求，而局部市场机会则是指小范围局部未被满足或未被完全满足的消费需求。

全面市场机会对参与医药市场营销的企业有普遍的意义，因为是市场总的趋势。如一个国家的宏观经济形势很好，经济处在高速发展阶段，则该国所有企业可能意味着生产发展规模扩张，产销两旺季节的来临。反之，如果一个国家政局动荡，经济发展停滞或倒退，企业医药市场营销机会就很少。而局部市场机会则对该地区从事医药市场营销的企业和打算进入该地区局部市场的企业有特殊的意义。如前些年乃至以后若干年，广东省因其在我国特殊的地理位置，与香港、澳门相邻以及我国政府给予它的优惠政策等条件，企业从事医药市场营销活动的市场机会就比内地企业多而优。相应地，广东省的医药企业亦面临较好的局部市场机会。

对一个企业来说，区分全面市场机会和局部市场机会有其必要性。一个企业所处的外部环境，既受整个市场的一般因素的制约，又受制于某一特殊地区的相关因素，企业必须区别对待，既利用全面市场机会，又对局部市场机会有的放矢。因此，进行全面市场机会和局部市场机会的划分可以使企业少犯市场营销错误。

5. 同一市场机会和差别市场机会

市场从时空划分来看，存在市场同质性和差异性特点。有的消费需求存在相同或相近的属性，这种未被满足的消费需求，称其为同一市场机会；有的消费需求又存在空间和时间上的差异性，这种未被满足的市场需求，称其为差别市场机会。同一市场机会，对于所有参与医药市场营销的企业来说，无需特别的市场营销网络设计和区别市场营销方法。

但是，差别市场机会就不同了。从空间上看，某一地区（国家）存在某种未被满足的消费需求，而另外一个地区（国家）都不存在或无法引导未被满足的消费需求。这些消费需求差异往往由于地区间的收入差异、文化差异、民族差异、生活习惯差异、伦理道德、行为模式、宗教信仰等因素引起。分析这些差异，识别差异机会，可以使企业的医药市场营销具有针对性，提高和创造机会效益。从时间上看：①存在目前市场上未被完全满足的市场需求和未来市场上未被发现的市场需求；②同一消费需求在不同地区也存在时间上的差别性，一般来说，发达地区先有某种消费需求，落后地区在经过一段时间之后也会出现相同的消费需求；城市居民先有某种消费需求，农村居民后有某种消费需求。比如，电视机的消费、VCD的消费、洗衣机的消费，从时间上看都是先城市后农村。因此，医药企业识别市场机会时间上的差异，可以帮助企业把握切入市场机会的时间，避免浪费和决策的不合时机与失去时间机会。

（三）医药市场营销机会的识别、捕捉、利用

1. 医药市场营销机会的识别

就整个医药消费市场而言，永远存在未被满足的消费需求，亦即市场机会永远存在。但

是,企业所要的是企业的市场营销机会。市场必须满足以下条件才是企业的市场营销机会:第一,市场机会和企业的医药市场营销方向相同但不完全一致,企业可通过有效的结构调整而加以利用;第二,市场机会能产生机会效益;第三,医药企业的前期产品研发、资金、技术、人员配备、生产设备可以生产出市场机会所指产品;第四,医药企业的市场营销网络可以用作机会所指产品的推广;第五,开发营销网络是可行和有效的;第六,竞争者尚未完全垄断市场。

(1)市场机会吸引力

市场机会吸引力指市场未被满足的消费需求量的大小、质的高低、竞争状况、技术应用的难易程度、经济技术指标对企业的吸引力度等。

①每一个会计期,某一地区(或某几个地区)未被满足的消费需求的预测数量。

②某种消费需求单位需求量的利润额。

③同行业竞争实力,市场占有率和竞争策略。

④产品技术开发难易程度。

⑤产品开发生产所需的资金大小。

⑥产品可能延续的生存时间长短。

⑦某种消费需求的政策环境,是鼓励还是限制或取缔。

(2)医药市场营销能力

医药市场营销能力包括的内容:

①企业的医药市场营销方向、宗旨。

②企业筹措资金的能力、财务状况。

③企业技术装备状况,技术开发能力和员工素质。

④企业医药市场营销能力和医药市场营销网络现状。

⑤企业与供应商关系,原材料供应可能性和效益。

⑥企业广告投资能力和广告选择方法。

2. 医药市场营销机会的捕捉

企业医药市场营销机会的捕捉是企业市场消费需求的调查、预测、比较、判断的继续,是一个决策过程。

(1)捕捉医药市场营销机会的特点

在经过市场机会识别,判定为企业的医药市场营销机会的同时,企业的领导者们应及时果断决策,捕捉市场的时机、空间和具体的行动方案。医药市场营销机会的捕捉(决策)具有以下特点。

①强烈的机会时效性　任何可利用的市场机会都具有极强的时效性。企业一旦识别判定为医药市场营销机会时应及时、大胆、坚决、果断决策,力争抢在竞争者之前,尽快开发出相对应的产品,尽早投放市场,宣传品牌,让消费者在短时间内了解、熟悉、使用企业药品和服务,接受信息反馈。如有竞争者在先,企业也应制定时效性强的相应战略战术,不可贻误战机。只有抢得天时,才有地利和人和,"时间就是效益",决策犹豫、行动迟缓,无从谈及捕捉医药市场营销机会。

②科学与经验的统一性　捕捉医药市场营销机会即决策是一个动态系统工程。企业必须学会用系统论的方法、观点考虑各种可能的企业内部因素和外部因素,进行数理逻辑分析,以求科学的量化决策。但是,纷繁多变的市场规律,有时无法用高科技手段和各种数理模型来准

确描述,这时以人尤其是群体的经验是最好的补充,应以科学与经验决策相统一的主张领导企业。

③预测性和可调整性　任何决策都是在一定条件下进行的,是一种对未来情况的预测和相应的对策。再丰富的经验和再科学的方法也不能保证决策的行动和行动结果与实际情况完全一致。市场变化有很大的不确定性,企业有时无法控制,只有及时调整战略战术,才能保证企业的医药市场营销机会效益。

④实践性和可操作性　决策是一个过程,形成决策不等于过程的完结,决策必须在企业的医药市场营销实践中进行操作。无法操作和实践的决策或机会捕捉是无效捕捉。况且,决策的正确与否必须在操作过程中接受检验,发现问题,及时反馈信息,及时调整,从而进行新的决策,以捕捉新的医药市场营销机会,规避可能的风险。

(2)捕捉医药市场营销机会的程序

①确定目标　针对企业的医药市场营销机会确定目标。目标应具体明确,主要包括产品、时间、空间、质量等,同时还应分清目标的主次,必须达到的目标与希望达到的目标,不应将目标过于加大。

②拟定方案　捕捉市场机会时不能简单断言,武断拍板,应设想出若干个可行的方案。即保证目标实现,具备实施条件的方案。可行性方案必须有两个以上。只有惟一的方案,就不会有决策问题的可比性。

③方案评价　尽可能多收集情报资料,根据资料做出方案的定量和定性分析评价,从中选择最有希望达到目标的方案以备选定。评价方案时应注重方案评价的标准,尽量满足医药市场营销的可行性、经济的合理性等方面的要求,防止从表面现象出发和在非问题本质方面过多争论,更应避免倾向性的评价方案。

④方案的选定　根据医药市场营销评价结果和市场未来可能的变化,反复酝酿权衡,从多种可行方案中选择最好的一个医药市场营销方案。

⑤执行与反馈　根据选定的方案制定实施措施,把决策目标分解到每一个执行部门和人员。同时建立信息系统,及时接受信息反馈,采取相应的措施,以保证医药市场营销机会捕捉的利益兑现。

3. 医药市场营销机会的利用

企业捕捉到了市场营销机会时,就应因势而为,力求快速发展。利用市场提供给企业的医药市场营销机会可以从以下方面入手。

(1)利用公众心理和价值取向,制作相应广告宣传和医药市场营销措施,把握医药市场营销机会

公众心理和价值取向是经常变化的,其购买过程一般是非专家购买,其消费行为是可以被引导的。比如每年的服装鞋帽都有其不同的流行款式,流行就说明某一时间区段内,公众消费心理趋同和从众,企业应及时跟进,有效利用。杭州贝因美公司利用公众崇尚天然和对母乳营养全面性的认识,推出“母乳第一、贝因美第二”的广告语,并承诺食用贝因美营养米粉一个月婴幼儿达不到健康标准就退款,迎合了母亲哺乳期缩短前提下保证婴幼儿健康成长的心理。不过,由于公众心理是经常变化的,一旦利用,就应该把握时间,如同车辆过马路,红绿灯闪亮是有时间的,如绿灯不过,红灯就禁止通行了。利用机会时也有一个红绿灯问题必须关注。

(2)利用高新技术的推广普及,把握医药市场营销机会

这几年,随着我国经济的发展,居民收入的提高,健康概念正在深入大众的消费行列之中,随之而来的营养保健、防老抗衰药品和保健用品需求越来越大。许多医药科研和生产机构运用高新技术相继推出保健药品和保健食品。这一机会,为相关企业所利用,必然产生巨大的医药市场营销利润。

企业利用医药市场营销机会还可以有许多医药市场营销对策和方法。如利用经济环境、自然环境、人口环境、法律法规等的变化把握机会,创造机会效益。

二、医药市场营销风险

(一)医药市场营销风险的概念

医药市场营销风险是指市场需求发生了不利于企业生存和发展的变化或企业内部的经济活动因素处于恶化状态。同样,上述状态也存在紧密相连、潜在相关或无关,也就是说有的是医药市场营销风险,有的不是医药市场营销风险。

当然,医药企业的医药市场营销机会与风险是相对的、并存的,又是可以相互转化的。关键在于对医药市场营销风险的识别、鉴定、利用和规避。

(二)医药市场营销风险的分类

1. 政治、政策、法律风险

政治、政策、法律环境主要由政党、政府、法律部门和在社会上对各种组织和个人有影响或制约的压力集团构成。政府通过政策和立法对医药企业实施宏观调控。政府通过颁布法令制定政策可以扶持某些行业的发展,也可以限制或取缔某些行业的发展。当一个企业的市场营销可能受到国家政策或法律的限制时,市场风险也就来临了。如近年来政府禁止将麝香、虎骨、犀牛角等用作成药原料,对相关制药企业在一定时间区段内就是风险;企业必须及时改变产品方向才能化险为夷。同时,如果一个国家政局不稳定,法制不健全,对企业来说具有普遍意义上的医药市场营销风险。如没有商标法、专利法、反不正当竞争法等法律,企业的医药市场营销利益就没法得到保障。即使有法律条文,却没严格的执法,正当医药市场营销的企业也将面临许多意想不到的风险。比如:我国企业的一些著名商标被仿冒,既损害了消费者利益,也给企业凭添了市场营销风险;一些不法医药营销者大量生产伪劣药品,未受到政府和执法部门的严厉打击,给正当药品生产企业造成了形象损坏等,这些事件给正当医药企业造成了极大的市场营销风险。

2. 技术风险

企业所面临的技术环境,是对人类前途具有重要影响的因素。国家科教兴国,发展高新技术产业的战略构想,将把我国的经济带进知识经济的时代,这给很多企业提供了高速高效发展的市场机会。但是,新技术也是"创造性的破坏因素",大量高新技术的采用,也给一些企业带来了前所未有的风险和挑战。任何企业如果固步自封,不能采用新技术,而是沿用老技术、生产老产品,甚至压制藐视新技术,那么,纵有超凡的医药市场营销手段也无济于事,企业医药市场营销的技术风险也就戛然而止。就医药企业而言,生物制药、化学制药技术的大量应用,必将代替传统的制药工艺和技术,跨行业(如食品行业与制药行业的相互联合渗透,化工行业与

制药行业的兼容)的大医药市场营销理念,也将冲开狭窄的单一制药行业医药市场营销的藩篱,对于大、中型财务状况较好的企业而言是市场机会,而对小型分散的小制药厂而言则是医药市场营销的技术风险。为了适应现代技术日新月异的变化,规避技术风险,企业医药市场营销者必须注意以下发展趋势:①技术变革步伐加快;②技术的医药市场营销风险与机会并存;③高额的技术研究和开发预算的投入;④大、小发现和改进的齐头并进;⑤不断出现的技术变更规定。企业的医药市场营销活动只有认识和适应这些变化着的技术环境,才能让技术创造机会,避开风险,使企业立于不败之地。

3. 经济风险

尽管人口是构成市场需求的基本因素,但是企业医药市场营销所指向的是有购买能力的人。影响企业医药市场营销的能动因素是一个国家或地区的居民收入水平、市场的物价水平、居民的手持现金与储蓄与各种投资的比例、居民消费的恩格尔系数状况等。我国目前人口的绝对数量为全球之最,但绝大部分居民收入较低,人均消费能力较差,档次较低,尚处在温饱向小康的过渡期。因此,企业不宜过多开发高价医药商品,更不应多头重复进入某一医药商品领域,即使以免费形式的医药市场营销策略,仍无法获得经济效益,反遭经济风险报复。医药企业市场营销更应注意这一经济风险,开发药品时应以价廉有效为优先原则,进行价值工程分析和医药市场营销。

当一个国家经济指标(国民生产总值、人均国民生产总值、人均收入水平、零售物价指数、社会产品产销比率、经济增长率,等等)滑坡或滞长,失业率上升时,企业的医药市场营销往往面临经济风险,应及时调整医药市场营销战略战术,以保证企业避开风险,渡过难关。

可见,货币的收入、生活费用、利率、储蓄等经济变量的变化,都会对企业医药市场营销活动产生影响。为了在"经济风暴"中免遭"电闪雷击",企业医药市场营销活动必须有事前预警机制,对上述变化采取及时的措施。

4. 自然环境风险

自然环境包括气候、土壤、水流、森林、矿藏、能源储备以及其他自然资源。这里指的自然环境主要指的是自然资源和国家对环境的保护要求等。自然环境主要从企业的原材料、燃料、辅料以及环境质量的要求等方面影响企业的医药市场营销。自然资源大致可以分为可再生资源、不可再生资源两大类。企业在选择厂址、产品方向时必须及时考虑环境状况和原材料等生产要素的供应状况。由于某些资源短缺,能源成本增加,环境污染日益严重,加上各国政府对自然资源管理方面的干预,使企业面临着自然环境的严重挑战和风险。

5. 金融风险

企业的医药市场营销活动很大程度上受制于金融活动状况。而一个地区金融活动又深受该地区的金融政策及国家对金融运行机制的调控力度的影响,金融活动本身也存在一个医药市场营销好坏、质量高低的问题。如果一个金融组织过度扩张、资产负债率过高、信贷质量不高,则极有可能形成死账坏账,引发金融企业亏损和连锁金融动荡。如英国巴林银行倒闭事件、日本大阪城市信用社破产事件、日本山伊证券公司清盘等金融灾难,都导致相关生产企业和医药企业医药市场营销动作困难。1997 年以来的东南亚多次金融危机,对所在地的医药市场营销企业而言不能不说是一个晴天霹雳,企业纷纷破产,该地区的整个经济倒退了整十年,直接经济损失达 6000 亿美元之巨。这种由金融危机而引发的企业医药市场营销危机,企业很难逃避。而且随着世界经济一体化进程的加快,任何地区的金融风险不仅是作用于某一地区,对整个周边地区乃至世界都构成威胁。因此,企业必须学会防范金融风险和减少金融风险对本企业所造成的损失。

6. 企业文化风险

所谓企业文化,是指在一定社会历史条件下,现代企业成员所共同拥有的,反映企业特色的基本假设和信念,是对企业在外部环境中寻求生存空间的竞争问题和内部综合问题的反映,是企业在医药市场营销和管理活动中所创造的精神财富及其物质形态的提炼,是企业特有的传统和风气。它包括企业内绝大多数成员在感受、认识、思考和处理问题时所共同认可和采取的基本观念、法则和方式。

任何企业文化都有其优缺点,对企业而言是机会也是风险,企业应及时充实更新本企业的文化内涵,避免企业文化风险的产生。

总之,企业医药市场营销风险包括政治、技术、经济、自然、金融、企业文化以及人才、竞争者、供应商、分销商、负债的风险等。企业在医药市场营销过程中必须学会识别、预警、规避和补救,以使企业医药市场营销健康、稳定、快速发展。

(三)医药市场营销风险的对策

企业对于医药市场营销风险的防范与补救,应在快速、及时、系统、全面、正确收集各种可能产生医药市场营销风险因素信息的基础上,进行事前预警,积极防范。如果医药市场营销风险产生,应予以补救,减少和化解风险带来的灾难结果。减少和化解风险可以考虑以下几种对策。

1. 抗衡对策

即试图限制或扭转不利的医药市场营销局面而采取的逆势而上的对策,通常是通过取得政府的支持或政策上的扶持来防止风险的威胁。

对医药市场营销风险采取抗衡政策,在国际医药市场营销中更是一种有效的方法。在当今世界,许多国家贸易保护主义回潮,政府干预加强,因此企业必须用世界大市场医药市场营销战略,通过各种方式借重国家的政治力量和国与国之间关系。长期以来国外不断涌入的新型药品对我国的医药市场产生了重大影响,这是我国医药企业必须考虑的问题。

2. 撤退对策

这是指企业面对风险主动将产品的销售撤离原市场位置而转移到其他市场区域或改变企业原有的医药市场营销方向和对策。有时企业在某一时期、某一地区面对无法抗衡的医药市场营销风险,只好主动撤退,另寻发展机会,加大在其他地区的医药市场营销力度,以维持和扩大企业的市场营销规模。又如,我国时下不少上市公司面对原市场营销行业的不景气和过度竞争而引发的亏损,纷纷借助医药市场的"壳"资源,进行资产重组,发展原有的产品结构和医药市场营销方向就是很好的市场营销风险对策。我国政府(尤其是地方政府)也予以大力支持。

3. 内部优化对策

这是针对企业内部的营销风险而进行的管理制度、方法的改进,包括人员调整与培训、企业文化重塑、设备技术重组、机构变更等方面的对策。

内部优化对策旨在防微杜渐,挖掘企业潜力,防范和补救来自企业内部的风险。利用医药市场营销机会,取得市场营销的技术性效益。如企业市场营销监察制度的建立,既保证了业务员合理守法的医药市场营销,又保护了资金的回笼和品牌形象。

严格地说,医药市场营销风险的预防和补救具体对策有很多,如创意好、效果佳的广告,收集掌握竞争者情况制定相应措施,良好的定价对策,优化包装等。

三、医药市场营销机会与风险分析

(一)医药市场营销机会与风险的特征

1. 公开性

绝大部分的市场机会和风险都是客观存在的,每个企业都有可能发现它,企业在发现医药市场营销机会时,应考虑到别的企业同样可能发现它。机会并不意味着成功,关键在应用。风险也不意味着共同风险,关键看谁规避化解得好。

2. 时效性

机会本身的含义就是际遇和时机,具有强烈的时效性,如果企业不识别、抓住和利用机会的时间位置,机会的时间效益就会丢失,机会效益也就无从谈起。如 2002 年部分地区由于某种原因发生的"非典",2003 年发生的"禽流感"病毒流行等,从事这些治疗和预防药品医药市场营销的企业就应迅速判别,抢先占领市场,一旦病情得到控制和治疗,机会就没有利用价值了。风险也同样具有时效性,一是各种风险因素好转,风险杀伤力也就减小或不存在了。另外,一些长时间存在的风险,企业在判别和规避时也要尽早入手,以免风险的负面影响长时间困扰阻碍企业的医药市场营销运作。

3. 机会和风险的相对性和普通性

机会和风险有些时候具有相对性,对企业没有普遍意义。比如技术风险对一些企业来说,由于相关行业技术的先进性可能是风险,但对另一些企业则是机会。但是,有些机会和风险具有普遍性。如政治风险、金融风险就具有普遍的杀伤力。经济机会则对企业有普遍的积极意义,如宏观经济形势好转,失业率下降等。

(二)医药市场营销机会与风险分析的重要性

医药市场营销是一个复杂的系统过程,医药市场营销机会与风险的分析占有重要的地位。在一切医药市场营销活动之前,必须先进行机会与风险分析,才能保证企业医药市场营销决策的正确性。这可从以下四个方面体现出来。

1. 企业医药市场营销机会和风险分析是企业制定战略规划的依据

企业的战略规划是确定企业的中远期目标、任务、发展方向以及实施过程方法的重要工具。而企业战略规划的任务之一就是要正确预测未来可能出现的市场机会和风险,提出抓住机遇规避风险的可行方案,为企业的中远期生存发展指明方向。它必须考虑企业所处时代、国家乃至世界的政治、经济、法律体系、自然资源、人力资源、科技教育水平、军事、民俗、消费习惯等因素,这些因素的个体或群体的任何发展变化都可能直接或间接影响企业的医药市场营销成效。因此,制定战略规划时必须进行机会风险分析,以保证战略规划的针对性、正确性和有效性。通过机会风险分析,企业的目的及目的下的行为才能顺应市场的变化,实施不断变化条件下的可持续医药市场营销。

2. 医药市场营销机会及风险分析是医药市场营销战术规划合理性的可靠保证

企业的医药市场营销战术是确定企业近期的具体行为的方向、目标以及为实现这些方向、目标而谋定的实施方案、方法、过程和步骤。为了保证医药市场营销战术规划对近期市场需求、对竞争者、对供应商、对分销商具有强烈的针对性和可操作性，必须进行及时准确的医药市场营销机会和风险分析，才能保证企业的具体行为趋利避害，朝健康有序的道路上发展，实现企业医药市场营销周期各项指标的良性循环。

3. 医药市场营销机会和风险的分析是企业医药市场营销商品的决策基础

在医药市场营销组合中，商品是关键的因素，它是联系消费者和生产商微观经济利益和宏观社会效益的传导载体，生产领域和消费领域的沟通使者就是产品及其辅助形式的品牌、价格、促销、服务、信誉手段。因此，商品决策在企业医药市场营销中居于重要地位。尤其是新产品的开发与市场机会和风险分析密切相关，正确的市场机会和风险分析能够为新产品的开发把握方向、准确定位和掌握潜在的发展趋势，从而使产品的开发在市场导向的基础上进行。就老产品（或药品）而言，进行正确的机会风险识别也至关重要，它决定了旧产品（或药品）的淘汰更新选择的时机和空间。

4. 医药市场营销机会和风险的分析是企业建立、调整医药市场营销网络（系统），更新系统医药市场营销方法的依据和动能

不同的医药市场营销机会和风险有不同的医药市场营销系统设计方式和系统运作方法。当一个公司处于竞争位次的前两名时，它的医药市场营销网络一般涉及地理位置广、时间持续久，靠庞大的医药市场营销系统来提高本企业产品市场占有率。当一个企业竞争位置靠后时，往往先集中一时一地设置医药市场营销网络，并注重医药市场营销方法的灵活性，以游击战的原则来谋求某一个或某几个地区的医药市场营销优势。这种因企业位次设置医药市场营销网络的思想正符合机会把握最大和风险化解的最小化原则。

案例阅读

经典营销传播概念

白加黑——治疗感冒，黑白分明

1995 年，"白加黑"上市仅 180 天销售额就突破 1.6 亿元，在拥挤的感冒药市场上分割了 15％的份额，登上了行业第二品牌的地位，在中国大陆营销传播史上堪称奇迹，这一现象被称为"白加黑"震撼，在营销界产生了强烈的冲击。

"白加黑"是个了不起的创意。它看似简单，只是把感冒药分成白片和黑片，并把感冒药中的镇静剂"扑尔敏"放在黑片中，其他什么也没做；实则不简单，它不仅在品牌的外观上与竞争品牌形成很大的差别，更重要的是它与消费者的生活形态相符合，达到了引发联想的强烈传播效果。

在广告公司的协助下，"白加黑"确定了干脆简练的广告口号："治疗感冒，黑白分明"，所有的广告传播的核心信息是"白天服白片,不瞌睡;晚上服黑片,睡得香。"产品名称和广告信息都在清晰的传达产品概念。

脑白金——吆喝起中国礼品市场

在中国,如果谁提到"今年过节不收礼",随便一个人都能跟你接下去说"收礼只收脑白金"。脑白金已经成为中国礼品市场的第一代表。

睡眠问题一直是困扰中老年人的难题,有资料统计:国内至少有70％妇女存在睡眠不足现象,90％的老年人经常睡不好觉,"睡眠"市场如此之大,在保健品行业信誉跌入谷底之时,脑白金单靠一个"睡眠"概念不可能迅速崛起。

然而,作为单一品种的保健品,脑白金以极短的时间迅速启动市场,并登上中国保健品行业"盟主"的宝座,引领我国保健品行业长达五年之久,其成功的最主要因素在于找到了"送礼"的轴心概念。中国,礼仪之邦。有年节送礼,看望亲友、病人送礼,公关送礼,结婚送礼,下级对上级送礼,年轻人对长辈送礼等等几十种送礼行为,礼品市场何其浩大。脑白金的成功,关键在定位于庞大的礼品市场,而且先入为主地得益于"定位第一"法则,第一个把自己明确的定位为"礼品"——以礼品定位引领消费潮流。

采乐去屑,挖掘药品新卖点

在漫漫十年的时间里,以营养、柔顺、去屑为代表的宝洁三剑客潘婷、飘柔、海飞丝几乎垄断了中国洗发水市场的绝对份额。想在洗发水领域有所发展的企业无不被这三座大山压得喘不过气来,无不生存在宝洁的阴影里难以重见天日。后来的"舒蕾"、"风影"、"夏士莲"、"力士"、"花香"等等更让诸多的洗发水品牌难以突破。采乐"出山"之际,国内去屑洗发水市场已相当成熟,从产品的诉求点看,似乎已无缝隙可钻。

而西安杨森生产的"采乐"去头屑特效药,上市之初便顺利切入市场,销售量节节上升,一枝独秀。"采乐"的突破口便是治病。它的成功主要来自于产品创意,把洗发水当药来卖,同时,基于此的别出心裁的营销渠道"各大药店有售"也是功不可没。

去头屑特效药,在药品行业里找不到强大的竞争对手,在洗发水的领域里更如入无人之境! 采乐找到了一个极好的市场空白地带,并以独特产品品质,成功地占领了市场。

"头屑是由头皮上的真菌过度繁殖引起,清除头屑应杀灭真菌;普通洗发水只能洗掉头发上的头屑,我们的方法,杀灭头发上的真菌,使用8次,针对根本。"

以上独特的产品功能性诉求,有力地抓住了目标消费者的心理需求,使消费者要解决头屑根本时,忘记了去屑洗发水,想起了"采乐"。

第七章 医药市场细分与目标市场

无论是多么强大的医药企业实力都是有限的,而消费者的需求是无限的,这就形成了一对矛盾,解决矛盾的办法是医药企业对市场进行细分。市场细分对发现新的市场机会、集中使用资源、增强应变能力、提高经济效益有着极为重要的意义。

为有效地实行目标市场营销,医药企业必须相应地采取三个重要步骤,即市场细分,选择目标市场和市场定位。在市场营销理论中,市场细分、目标市场与市场定位都是企业市场营销战略的要素,被称为STP市场营销战略。

一、医药市场细分

(一)医药市场细分的概念

医药市场细分就是在市场调查研究的基础上根据消费者需求、购买习惯和购买行为的差异性,把整个医药市场划分为若干子市场或细分市场的过程。每一个子市场或细分市场,都是一个具有相似的欲望和需要的消费者群,任何一个子市场都可以被企业选为目标市场。

作为市场营销的新思想、新策略,目标市场营销明显不同于大批量市场营销和产品差异市场营销。前者以市场需求为中心,在市场细分的前提下,确定目标市场和市场定位;后两者未跳出以企业产品为中心的框框。正因如此,市场细分被认为是市场营销思想和策略的重要发展。

(二)医药市场细分的作用

市场细分是企业营销观念的一大突破。通过市场细分,可以反映出不同消费者需求的差异性和类似性,从而为企业在市场营销活动过程中认识市场、选择目标市场提供依据,进而较好地满足消费者的需要,并取得企业的经营利润。具体地说,市场细分对企业的作用主要表现在以下几个方面:

1. 有利于医药企业发掘新的市场机会

所谓市场机会,就是市场上客观存在的,但尚未得到满足或未能充分满足的需求。通过市场细分,企业可以分析和了解各类消费者的情况,寻找尚未满足的顾客需求,结合医药企业情况,选择恰当的目标市场,这对于实力不强的中小型医药企业更具有重要意义。中小型医药企业通过市场细分发现大企业忽视或没有满足的顾客,推出适当的产品,采用适当的市场营销组合策略,从而能够在日益激烈的市场竞争中求得生存和发展。

2. 有利于医药企业增强应变能力和竞争能力

进行市场细分后,医药企业在所选择的目标市场上开展营销工作,范围相对缩小,服务对象具体明确,增强了企业调研的针对性,便于医药企业认识和掌握消费者的需求特点,有利于企业及时、准确地调整 4Ps 策略,以适销对路的产品、合理的价格、恰当的服务方式去更好地满足消费者的需求。同时,在选定的目标市场上,企业可以更清楚地认识和分析各个竞争者的优势和不足,扬长避短,有针对性地开展经营活动,从而提高企业的竞争能力。

3. 有利于医药企业取得良好经济效益

医药企业进行市场细分后,结合企业资源和能力状况,选择恰当的目标市场,可以避免在整体市场上分散使用力量,使企业有限的人力、物力、财力等资源集中使用于一个或少数的医药市场上,便于企业提高利润。

(三)医药市场细分的要求

1. 可识别性

细分出来的各个分市场,顾客特征、市场范围和规模及购买力大小等有关资料,能够通过市场调研得到,便于衡量该分市场。各个细分市场差别清晰,不能模糊不清。

2. 可进入性

可进入性是指医药企业有能力进入选定的分市场。医药企业的生产技术、资金及市场营销组合策略,足以有效地覆盖该分市场。

3. 可盈利性

分市场的顾客数量及购买力,足以使企业有利可图,能够实现一定的经济效益。

4. 可稳定性

分市场的特征在一定时期内保持相对不变,才利于企业制定较长期的市场营销策略。变化过快的分市场,难以把握其脉络,会增大企业经营风险。

(四)医药市场细分的客观依据

1. 医药市场细分的内在依据是消费者需求的差异性

医药市场细分不是根据医药产品的分类进行的,而是以消费者的需求、动机、购买行为的差异性为依据。从需求角度考察,各种社会产品的市场可分为两类:一类是同质市场,即消费者对产品需求的反映具有一致性。如日常生活中的油、盐、煤等产品,人们对它们的需求基本相同,这类产品的市场属于同质市场。现实生活中属于同质市场的产品只是较小的部分。同质市场无需市场细分。另一类是异质市场,即购买者对产品的各项特性的要求各不相同,消费者的需求、欲望、购买行为和购习习惯等方面存在着差异性。以药品市场来说,由于消费者的个性和偏好不同,有的用西药,有的用中成药,有的则用中药方剂。同样是西药,还有进口药、合资药厂生产、国产药的区别。正因为大多数产品市场属于异质市场,才使市场细分成为可能,同时也才有必要。

消费者及用户的需要、动机和行为,往往呈现多样性而非单一性。通常有以下 3 种不同的偏好模式:

①同质型偏好:所有顾客对两种属性的要求比较集中和一致,不存在显著的偏颇。

②分散型偏好:顾客偏好不同,极为分散。有的看重式样,有的看重质地,且程度不一。面对这种模式,假如企业只推进一种产品,无论产品具有何种特色,是注重一种属性还是兼顾两

种属性,都难以最大限度地满足所有顾客。

③群组型偏好:不同偏好的顾客,成群成组分布。显然,只推出一种产品也难以满足所有顾客。这种类型的偏好适合市场细分的要求。

2. 市场细分的客观依据在于消费者需求的相似性

消费者的需求尽管可能千差万别,但是却可以按照一定的标准寻找和发现他们的相似之处,形成稳定的细分市场,以便于企业选择自己的市场营销对象。例如医药保健品市场,根据年龄可细分为儿童市场和老年人市场,两个子市场之间存在着消费者需求、购买行为等方面的差异性,但显然在这两个不同的细分市场的消费者群体内部,却具有关于保健品需求的相似之处。因此,市场细分本身不是目的,寻找和发现相似需求的消费者群,才是市场细分的真正追求。

(五)医药市场细分的标准

要进行市场细分,首先需确定细分标准。所谓市场细分标准是指构成购买者需求差异的各种因素,或是影响购买者需求的各种因素。由于这些因素的变动会引起市场细分的变动,因此,这些因素也就成为市场细分的变数。市场细分的标准或变数是进行市场细分的依据。然而,医药市场细分是没有严格统一标准的,常用方法有:

1. 按地理变数细分市场

地理变数指消费者市场所处的地理位置与地理环境。处于不同地理位置的消费者,对于医药产品的需求不同,对价格、营销渠道、广告宣传的反应也有差别。

2. 按人口统计变数细分市场

人口统计变数历来是医药企业细分市场常用的重要因素。按照人口统计变数细分市场,就是从人口数量、年龄、性别、职业、收入、教育、民族等方面来细分。

3. 按心理变数细分市场

心理标准比较复杂,往往难以准确把握。但确实有很多消费者在收入水平以及所处环境基本相同的条件下,却有着截然不同的消费习惯与特点,这就是消费心理在起作用。按心理变数细分市场,就是从购买动机、购买习惯、生活方式、个人性格、品牌偏好程度等方面细分。

4. 按行为变数细分市场

就是按照消费者购买或使用某种商品的利益动机、使用状况、使用频率、营销敏感度等作为细分市场的依据。利益动机是指消费者购买某种商品时的利益偏好;使用状况反映消费者接触和使用特定商品状况特点;使用频率反映消费者使用特定商品的数量频率;营销敏感度是指消费者对商品的价格、品牌、广告和服务等的信赖和敏感程度。

(六)医药市场细分的方法

在进行市场细分时,并不是每种商品都需要用所有市场细分的标准来进行市场细分,而只需根据商品的特点采用一些有实际意义的标准来细分市场。这里介绍几种比较直观又较实用的具体方法。

1. 单一变数法

单一变数法指根据影响消费者需求的某一因素进行市场细分,如年龄或职业。如单纯用年龄变数对保健品市场进行细分,就有适合儿童需要的益智型保健品市场和适合老年人需要的长寿型保健品市场等。

2. 综合变数法

综合变数法指根据影响消费者需求的两种或两种以上的因素对药品市场进行细分。例如保健滋补品市场的划分,就可以根据影响消费者需求的一些主要因素如年龄、收入来细分市场。按年龄变数细分市场,可将保健品市场分为儿童保健品市场、青年保健品市场、老年保健品市场;按消费者收入来划分市场,可分为高档保健品市场、中档保健品市场、低档保健品市场。再按这两个因素进行综合市场细分,则可把保健滋补品市场分为 9 个子市场。

3. 系列变数法

系列变数法指根据企业经营的需要,采用两种或两种以上的变数对药品市场按顺序进行细分。

（七）医药市场细分的步骤

无论采用什么样的细分标准,或者怎样对细分因素进行组合,细分市场的目的都是识别市场营销机会。对医药市场营销人员而言,细分市场的目的就是确定自己市场工作的方向,找到工作的出发点和目的地。

市场细分过程是对总体市场营销方式的一种提炼:①把自己的全部市场设定为包括所有的细分市场;②找出能提供最大机遇的细分市场;③研究这些细分市场的详细情况;④在这些细分市场中找到目标客户;⑤针对这些细分市场开始执行市场营销计划。

从具体操作角度来看,不论是针对医药消费者市场,还是针对医药商业市场,细分的目的都是识别医药产品的市场营销机会。进行市场细分的步骤如下:

1. 选择要研究的市场和药品种类

要研究的整个市场和药品种类,这可能是企业已经参与竞争的市场,或与市场和药品种类相关的新的或全新的市场。

2. 选择市场细分的基础和依据

这个步骤要求管理者具有洞察力、创造力以及市场营销知识。虽然没有选择细分变量的科学程序,可是成功的细分方案必须符合本章前面所讨论的四个基本标准。

3. 选择细分描述变量

在选择一个或多个细分市场后,市场营销人员必须选择细分描述变量。描述变量的识别要使用具体的细分变量。例如,如果某医药企业选择人口构成作为细分依据,它可以使用年龄、职业、收入作为描述变量。若企业选择使用率细分,则需要决定是最终大量使用者、不使用者或是少量使用者。

4. 描述和分析市场

对市场的表述包括细分市场的规模、预期发展情况、购买频率、当前使用的品牌、品牌忠诚度、长期销售与盈利潜力。然后可以利用这个信息按照盈利机会、风险与组织任务和目标的一致性以及对企业重要的其他因素将潜在细分市场进行排序。

5. 选择目标市场

选择目标市场不一定是细分过程的一部分,但却是细分过程的必然结果。它是一个影响甚至经常是决定企业市场营销组合的主要决策。

6. 设计、实施、保持合适的市场营销组合

市场营销组合是产品、分销、促销以及定价策略,目的是与目标市场建立相互满意的交换关系。

二、目标市场

(一)目标市场的概念

所谓目标市场,就是医药企业在市场细分后,从所有细分市场中选定的决定要进入并开展营销活动的若干细分市场。确定目标市场,即目标市场选择。确定目标市场与市场细分既有联系,又有区别。市场细分是将一个整体市场根据一定变量划分成若干子市场,而确定目标市场是从众多的细分市场中选择一个或几个子市场作为企业营销活动的对象。因此,市场细分是确定目标市场的基础和前提条件,确定目标市场则是市场细分的目的。确定目标市场之所以必要,或者说,细分后的各子市场之所以不能都成为企业的目标市场,主要有以下几方面的原因:

1. 各细分市场之间可能存在着彼此矛盾或排斥的现象

造成这种现象的原因在于各个消费者群在需求上存在着明显的差异。就一般而言,医药企业不可能同时满足彼此矛盾或排斥的子市场的需求。因此,医药企业必须对满足彼此矛盾或排斥的子市场中的某一方面做出选择。

2. 医药企业不可能有足够的资源来满足所有细分市场的需求

假定各个细分市场之间不存在彼此矛盾或排斥的现象,可以同时作为医药企业的目标市场,但是这些细分市场是否都能作为企业的目标市场,还要受企业内部资源条件的制约,因为企业的资源条件是有限的。因此,医药企业只能量力而行,从各细分市场中选择出最适合发挥企业资源优势的子市场作为企业的目标市场。

3. 各细分市场对企业的吸引力并不相等

就医药企业的外部条件看,各个细分市场在需求潜力、发展远景、获利状况等方面对企业的吸引力并不相等。因此,医药企业只能根据自己的实际情况,对多种吸引力进行全面权衡,本着两利相较取其重、两弊相较取其轻的原则,选择对企业最有吸引力、最易获利的子市场作为自己的目标市场。

4. 企业发展战略具有一定的阶段性

企业在不同的发展阶段,在战略方向的选择上会有所取舍。

所以,通过对医药市场的细分,结合医药企业自身的特点,优化企业经营资源,才能使企业确定相对有利的医药目标市场,从而使企业的计划和任务得以实现。

(二)医药目标市场的评估

医药企业选择目标市场,是在细分市场的基础上进行的。因此,目标市场的评估也是在细分市场评价的基础上进行的。每一个企业在细分市场时,都要对它的经济价值进行评价,然后才能决定是否值得去占领。要对细分市场做出正确的评价,最根本的是对企业能在哪个市场获得多少未来收益做出比较可靠的判断。

评估细分市场可以采用定性预测和定量预测相结合的方法。

1. 定量预测

定量预测包括：①市场占有率分析；②销售增长率分析；③核算成本利润。

2. 定性预测

定性预测包括分析企业内外部环境：内部环境主要衡量企业的自身力量可以为其产品做何种营销努力，以获取适当的市场份额；外部环境主要包括：①政治、法律环境；②技术环境；③人口环境；④经济环境；⑤自然环境；⑥社会文化环境。

（三）医药目标市场选择的条件

医药企业目标市场的选择是否恰当，直接影响到企业的市场占有率和盈利状况。那么，怎样判断细分市场是否适合作为医药企业的目标市场呢？

1. 有足够大的市场容量

市场有一定的购买力，又具备可以操作的条件。企业在向该市场投入资源后，能得到相应的利润。

2. 有充分发展的潜力

该市场的需求未能满足，企业能获得较多的市场机会，并有不断发展壮大的余地。如果市场十分狭小，发展潜力有限，那么企业的投入就会风险增大、前景暗淡。对于中国企业而言，应该在开发市场方面提高创新能力，尽量避免低层次竞争、恶性竞争，而应该加强合作、协作开发市场的能力。

3. 目标市场尚未被竞争企业控制和竞争还不激烈

在通常情况下，医药企业选择目标市场，应选择竞争者相对比较少，或竞争者在实力、经营管理水平和市场营销能力等方面都比较弱小的细分市场。这样，有利于企业相对容易进入市场，并相对提高企业的市场存活率。

4. 医药企业必须在所确定的目标市场上有竞争优势

所谓竞争优势，主要表现在 3 个方面：①在目标市场上，没有或很少有竞争对手；②企业在目标市场上开展营销活动时，虽有竞争但不激烈；③在目标市场上，企业有足够的实力击败竞争对手。

5. 与企业发展战略相适应

虽然有些细分医药市场具有相当的吸引力，但与企业自身的发展战略出现某种矛盾，企业应该慎重进入这些市场。

（四）目标市场的范围选择策略

选用市场细分策略的医药企业，在选择目标市场时，可采取的范围策略归纳起来主要有 5 种：

1. 产品—市场集中化

即医药企业的目标市场无论从产品还是从市场角度分析，都集中在一个细分市场。采用这种策略的企业主攻一种标准化产品,为某一特定顾客群服务。

2. 市场专业化

医药企业向同一顾客群供应不同性能和规模的产品。如现在许多旅行社开展的双休日服务,为国内旅客制定了各种旅游线路以及不同的服务项目。这就是针对短期游客采取的市场专业化策略。

3. 产品专业化

医药企业集中自己的优势只生产一类医药产品,利用比较优势服务于不同的顾客群。当然,顺应顾客的不同需要,产品在档次、价格、款式以及促销上可以有所不同。

4. 选择性专业化

医药企业同时进入几个细分市场,为不同的顾客群提供不同性能的同类产品。这种策略的正确实施,有赖于企业细分市场的潜量、企业产品的竞争力以及企业资源的合理配置。

5. 全面进入

医药企业把整个市场作为目标市场,全方位为不同的消费者提供他们所需要的不同性能的产品。如可口可乐公司有新可口可乐、樱桃可口可乐、健怡可口可乐以及无咖啡因可口可乐等 8 个不同牌子的产品,全面进入可乐市场。

(五)选择目标市场的策略

医药企业选择目标市场通常有三种策略——无差异性营销策略、差异性营销策略以及集中性营销策略。

1. 无差异性营销策略

指医药企业在市场细分后,忽略各子市场的特性差异而只注重各子市场需求的共性,把所有子市场即产品整体市场看作一个大的目标市场,试图以一种产品、一种市场营销组合策略来满足市场上所有顾客的要求。

实行无差异性营销策略的优点在于:

①医药产品单一,易于实行大批量生产,生产效率较高。

②有助于企业提高产品质量,争创名牌。

③有利于简化企业的经营管理,节约营销费用。

其缺点有:

①适应性差,单一产品难以满足顾客日益增加的多样化需求。

②经营风险大,产品一旦滞销,转产十分困难。

③忽视消费需求上的差异,可能会失去一些很好的市场机会。

2. 差异性营销策略

在市场细分的基础上,选择若干细分市场作为目标市场,针对每个细分市场,分别设计和制定不同的市场营销组合策略,以适应各个细分市场的需要。

采用差异性营销策略的优点是:

①由于注意各细分市场消费者各种不同类型的需求,可以更好地满足不同消费者群的需要。

②可以提高企业产品的市场占有率和竞争力,扩大企业的影响面和提高企业的声誉。

③可通过多样化的渠道和多样化的产品线进行销售,增加总销售额。

目前在买方市场下,市场竞争日趋激烈,有越来越多的企业采用差异性营销策略。但是,采用这种策略也有缺点:

①由于企业的产品品种和市场营销策略的多样化,会造成企业成本的增加和营销费用上升。

②由于生产经营过程的多样化,增加生产和营销管理的难度。

3. 集中性营销策略

也称密集性营销策略,是指医药企业选择一个或少数几个细分市场为目标市场,针对一部分特定的消费者群的需求,实行专业化生产的经营。采用这种策略的出发点是:企业与其将有限的力量分散地投入于各个细分市场,不如将力量集中起来,服务一个或少数几个重要的细分市场,在这个或这几个细分市场上求得较高的市场占有率,取得高于多个只有较低市场占有率的细分市场的经济效益。这种策略尤其适应资源能力有限的中小型企业。

采用集中性营销策略的优点是:

①由于医药企业集中所有力量为一个或少数几个细分市场服务,对目标消费者的需求情况及目标市场中的其他方面情况有较深入的了解。

②由于医药企业在生产经营上实行专业化,因而企业能够在目标市场上具有相对优势,居于有利的地位。

③采用这种策略可能大大节省市场营销费用,提高医药企业的投资效率和盈利水平。

但是也应看到,医药企业采用这种策略具有很大的风险性。因为这一策略将企业的未来全部置于某个或少数几个细分市场上,一旦这个市场情况突变,如出现了极强大的竞争对手,企业很可能承受不住这种压力而陷入困境。因此,采用该策略的企业必须密切注意市场动向,做好充分的应变准备。

(六)医药企业选择目标市场策略应考虑的因素

由于不同的目标市场策略各有利弊,医药企业在选择时必须考虑到本身的条件、产品和市场状况等因素,以权衡利弊、正确决策。在一般情况下,企业在选择目标市场策略时,主要考虑的因素有以下几个方面:

1. 企业实力

企业实力是选择目标市场策略时考虑的首要因素。企业实力一般指企业的生产能力、设备条件、技术力量、资金实力等。如果企业的实力很强,甚至达到垄断市场的程度,企业就可以采用无差异营销策略;如果企业的实力强大,但不足以控制市场,那么企业应采取差异性营销策略,占领较大的市场;如果企业实力弱,特别是小型企业,无力兼顾整个市场,则应采用集中性营销策略。

2. 医药产品特点

根据不同医药产品的特点与消费者对商品挑选程度的不同,选择不同的策略。对于品质差别小的产品,消费需求差异往往不大,这类产品比较适用于无差异性营销策略,对于品种规格、市场营销复杂的商品,则适合采用差异性营销策略或集中性营销策略。

3. 市场特点

主要是指消费者需求偏好等方面的类似程度。如果某市场消费者的需求偏好大致相同，对市场营销刺激的反应也基本相同，即同质市场，应采用无差异性营销策略；反之，如果消费者的需求偏好差异较大，对市场营销刺激反应也不一致，即异质市场，则应采用差异性或集中性营销策略。

4. 产品生命周期

企业应随着产品所处生命周期阶段的变化而更换其市场营销策略。当产品处于投入期，企业投入市场的产品一般只有一种或少数几种，这时竞争者尚少，企业的主要目的是探测市场需求和消费者的反应，这时消费者对产品的式样尚不很重视，企业宜采用无差异性营销策略。当产品进入成长期和成熟期时，竞争者日渐增多，企业为了在激烈竞争中取胜，宜采用差异性营销策略。当产品进入衰退期后，企业为了维持和延长生命周期，集中力量对付竞争者，则宜采用集中性营销策略。

5. 竞争对手采取的策略

由于众多的竞争者同时在市场上进行营销，竞争对手采取的策略，是本企业策略选择时必须要考虑的一个重要因素。一般说来，企业所采用的营销策略应与对手有所区别。当然，并没有固定不变的模式，还得根据竞争双方的力量和市场的具体情况而定。

三、医药市场定位策略

（一）医药市场定位的概念

所谓医药市场定位就是根据竞争者现有医药产品在市场上所处的位置，针对消费者或用户对该种产品某种特征或属性的重视程度，强有力地塑造出本企业产品是与众不同的，给人印象鲜明的个性或形象，并把这种形象生动地传递给顾客，从而使该医药产品在市场上确定适当的位置。

在西方市场营销学中，市场定位、产品定位和竞争性定位这 3 个术语往往交替使用。产品定位是指医药企业的营销部门要决定公司和竞争者的现有医药产品在目标市场上各处于何种地位；竞争性定位是指医药企业的市场营销部门要决定在目标市场上，和竞争者相比，自己所突出的企业形象和比较优势在哪里。所以，这 3 个术语尽管有细微的差别，但是从本质上而言，它们是相通的。

（二）市场定位的程序

严格意义上的市场定位包括 3 个步骤：明确潜在的竞争优势，选择若干适用优势和显示竞争优势。

1. 明确潜在的竞争优势

竞争优势来自于企业能为顾客创造的价值，而这个价值大于企业本身创造这个价值时所花费的成本。以比竞争者更低的价格销售，却获得等值效益；或者提供足以抵消较高价格的独特效益，这就是超值。竞争优势有两种类型：成本优势和产品差别化。

2. 选择竞争优势

通过价值链分析，企业可以发现许多潜在的竞争优势。这里就需要对潜在的竞争优势进行评估,抛弃那些优势太小、开发成本过高或与企业经营宗旨相背的机会,挑选出最具开发价值的竞争优势。

3. 显示竞争优势

医药企业一旦确立了竞争优势,就必须把在企业内部的统一认识传播到社会,让消费者形成共识。因此,显示竞争优势是通过一系列的企业营销工作,把潜在的竞争优势变为现实的竞争优势,树立企业的独特形象。

在显示竞争优势,进行市场定位时,要避免犯以下 3 个错误:

①定位过低　这样做会使顾客无法真正了解企业的优势,把公司理解成一般的企业,失去应有的特色。

②定位过高　这样做会使顾客过高地估价企业的地位,不能全面了解企业的经营全貌和产品品种。一旦顾客接触到本企业的中低档产品,可能会对企业和定位产生疑问。

③定位混乱　是指企业的形象在顾客心目中混乱不清,无法形成消费者的共识,也不利于竞争优势的显示。

(三)市场定位的具体方法

一般地,医药企业的市场定位方法主要有以下 6 种方法。

1. 根据属性和利益定位

产品本身的属性以及由此获得的利益能使消费者体会到它的定位。

2. 根据使用的用途定位

从产品的使用用途考察定位,特别是为老产品找到新的用途,是市场定位的一种好方法。

3. 根据价格和质量定位

"一分价钱一分货",反映的是价格与质量之间的关系。这里我们通过价格与质量两个变量把它们划分为 4 种产品:

①名牌产品:质优价高,名副其实,其定位目标顾客是中上阶层消费者。

②高价产品:其产生的原因有许多,就我国目前而言,主要原因是人们对名牌产品的追求和地方保护主义下的大量假冒伪劣品。

③让利产品:有的企业为了迅速占领新市场而暂时低价;有的企业是对市场缺乏了解,小范围试销;有的企业在竞争中把它作为进攻对手的促销手段。

④大路货:由于价格低,顾客对产品质量看得较淡。

4. 根据使用者定位

在分析消费者行为时,我们强调了社会阶层这一因素。在进行产品市场定位时,许多企业利用消费者的不同背景来促进销售。

5. 根据竞争定位

产品可以根据竞争状况来定位。一般地,我们根据企业在行业中的地位,把竞争者分为 4 类:市场领导者、市场挑战者、市场追随者和市场补缺者。因此,由于企业所处的地位不同,其定位方式也不同。这里主要介绍 3 种方法。

①"明星俱乐部"式定位：我们常见"名牌产品"、"驰名商标"这样的广告，这就是为了衬托本企业产品的地位。此法是处于第二、三位市场挑战者常用的方法。

②迎头定位：如1968年七喜饮料公司给自己的柠檬饮料产品定位为"非可乐"，其目的是为了响应美国反咖啡因运动，暗示可乐饮料含咖啡因，对消费者不利。很快，七喜成为可口可乐和百事可乐的替代选择。可见，这种定位方法也是市场挑战者的定位方式。

③避强定位：也叫"拾遗补缺法"，是一种避开强有力的竞争对手的市场定位方法。这是市场补缺者常用的方法，其意义在于通过专业化经营来补充那些大企业遗漏的或不屑顾及的小市场。

6. 多种方法，综合定位

企业可以把以上多种方法结合起来，创立产品市场定位。例如，维维豆奶集团在推销维维豆奶时，宣传本产品在传统黑芝麻糊的基础上，配以优质大豆、鲜牛奶、蔗糖等原料，用最新技术精制而成（质量定位），营养丰富，香甜滑润，有保健美容作用（属性和利益定位），老少皆宜（使用者定位），实为居家旅行之佳品（用途定位）。

案例阅读

夺单葵花宝典

给你一张足够大的纸，你所要做的是重复这样的动作：对折，不停地对折。当你把这张纸对折了51次的时候，所达到的厚度有多少？一个冰箱那么厚或者两层楼那么厚，这大概是大多数人所能想到的最大值了吧？通过计算机的模拟，这个厚度接近于地球到太阳之间的距离。是不是很惊奇？

所以，不要为文章的标题所迷惑，以为真有什么可以让你三天五日就能平定天下的"武功秘籍"。这里要介绍的是任何人都可以完成，但要坚持不懈努力才能成功的夺单六式。

收集全面信息

你现在知道什么？你还不知道什么？你可能忽略了什么？你必须了解背景信息、客户信息、对手信息，才能有的放矢。可以说，成功的销售是从搜寻信息开始的。同时，有一点需要注意的是，收集信息并不是仅局限于销售活动之前或开始阶段，而是贯穿整个过程。因为，无论你掌握了多少信息，都可能有所遗漏，并且随着销售的进行，新情况也会不断出现。与时俱进地掌握更多的信息意味着掌握更多的胜算，让你走得更远。

发现关键需求

客户一直想要什么？客户现在想要什么？客户知道他真正需要的吗？你需要明确：脱离客户需求的任何产品、任何服务和任何解决方案对于客户而言都是毫无意义的。不能把握客户的需求，特别是关键需求，就失去了方向感，不可能取得成功。同时，你需要将客户的关键需求分为组织的和个人的。哪一种可能起到更关键的作用取决于客户组织的机制、制度的约束能力和效率，以及组织内部的潜规则。忽略了任何一方面，将直接导致销售的失败。所以，只有全面地发掘客户组织和关键人物的关键需求，才能真正洞悉该单业务的本质，才能明白该向哪里走、该向谁靠拢、该如何靠拢。

强调独特优势

什么是你所不同的？什么是你认为的优势？什么是客户的评价标准？把这三个问题的答案结合起来，你就能找到你的独特竞争优势。没有差异的东西不会有吸引力，不能实现优势的差异反而是弱点，而偏离了客户需求的差异或优势没有意义。所以，你需要找到有意义的独特优势，并且利用一切机会凸现它们，说明它们的重大效用。明确了优势，就要努力强调它。

淡化你的弱点

什么是你的弱点？什么是客户眼中的弱点？什么弱点是客户无法忍受的？淡化弱点和强调优势具有同等意义。第一步，你需要向内线和支持者坦承弱点所在，任何欺瞒的方式都是愚蠢的，因为客观存在的东西是没有办法掩盖的，如果你不说，你的竞争对手一定会指出来，谁会放弃打击对手的机会呢？所以，抢先承认不足意味着取得了主动。第二步，你需要确认该弱点对满足客户关键需求的影响，也就是要明白客户的负面评价程度。第三步，找到弱点的对立面，发掘言之有理的说辞。比如"价格高"是因为"质量好"，"提供的备件太少"是因为"报价低"。第四步，制定相应的方案来淡化弱点的影响程度和影响面。

屏蔽竞争对手

谁是你主要竞争对手？为什么它最具竞争威胁？客户认为还有谁也能提供不错的产品和方案？屏蔽竞争对手是夺单的必杀绝技。但此前，你需要找到最具威胁的对手和它最有威胁的力量。

证明整体价值

你的价值在哪里？客户认可的价值是什么？你如何能证明你的价值？销售要实现价值的传递，也就是说你真正出售的是价值，而不是作为价值载体的产品本身。所以，在客户出钱购买这个价值之前，首先要让客户知道这个价值，认可这个价值，并让客户认为物有所值。

第八章 医药市场营销决策与医药企业战略决策

人们常用"没有硝烟的战争"来比喻企业的市场营销活动,这是因为有竞争的存在。除了没有流血以外,市场竞争的激烈程度是可与任何流血战争相比的!无论一个企业管理人员如何看待竞争,他和他所领导的企业都必须面对竞争,在竞争中求得生存与发展。因此出色的营销管理者,必须具有高超的市场营销决策技能和战略决策组织能力,这是营销管理的精髓所在。

一、医药市场营销决策

(一)医药市场营销决策的特点

1. 决策的系统性

医药市场营销企业把决策看成是一个动态系统,把决策过程、决策内容结构看成是一个有机系统。用系统论的观点、方法进行科学决策,掌握医药市场营销活动各系统之间、各系统内部各要素之间的相互联系、相互制约的关系,相互之间信息的传递、变换方式,对决策对象进行系统分析。任何系统都是运动的,系统的运动性决定了决策过程是不断地随着系统运动而因时、因地、因条件和环境的不同而发生变化。

2. 决策的目标性

决策要有目标,否则无法评价决策结果。

3. 决策的可能性

决策活动是一项最关键的工作,必须要有一定的科学依据,才有实现目标的可能性。否则,轻率决策必然导致执行结果的失败。

4. 决策的预测性

决策是在一定的条件下,对某一事件充分调查研究进行科学预测后所提供的方案进行选择,同时决策的执行和执行结果本身也带有不同程度的不确定性,因此决策本身就是预测性决策。

5. 决策的灵活性

决策具有预测性,决策选定的方案与瞬息万变的市场及未来的实际情况可能存在一定的距离,因此,决策时一定要有灵活性。

6. 决策的风险性

决策受决策者本身素质高低局限和市场环境、社会因素影响,因此任何决策应顾及到实践中将出现的可测知和不可测知的变化,决策必须要承担一定的风险。

7. 决策的实践性

决策是一个过程,决策的形成并不等于决策过程的完成,决策必须付诸实施,否则是无效决策。同时,决策正确与否必在执行过程中接受检验,发现问题及时反馈、及时调整,并及时进行新的决策。

8. 决策的择优性

决策是从两个或两个以上可行方案中选择一个令人满意的方案。

(二)医药市场营销决策的基本原则

1. 系统性原则

决策过程是从全局出发,保证整个决策系统处于最优状态,避免因小失大、顾此失彼的错误决策。

2. 科学性原则

决策要有科学性,要用科学方法进行调查研究和决策。

3. 可行性原则

进行医药市场营销决策时,必须经过可行性分析,包括合法性、先进性、适用性等。合法性要求决策方法必须符合国家的方针政策和法令、药事法规;先进性要求决策目标和各种策略具有先进水平;适用性要求择优方案适应市场需求和医药企业的市场营销能力。

4. 经济性原则

医药市场营销决策要注意良好的社会效益和经济效益,应注意把数量和质量、速度和效益、眼前利益和长远利益、企业效益和社会效益很好地结合起来。

5. 群众性原则

决策者要善于依靠群众,发挥集体的智慧和经验,保证决策的民主性、代表性和正确性。

6. 创新性原则

决策者要在复杂多变的医药市场环境中具有开拓创新精神,要不断探索新的决策目标、提出新的决策方案、做出高质量的决策。

7. 择优原则

决策者要从所有的可行性方案中选择一个满意的方案,要考虑方案的经济价值、学术价值和社会价值三个标准。经济价值是考虑择优方案所带来的经济效益的大小;学术价值是考虑择优方案在理论和技术上是否具有国内外先进水平;社会价值是考虑择优方案所带来的社会效益的大小,如药品满足社会需要的程度,药品对社会风尚、伦理道德、环境保护的好坏程度。

8. 反馈原则

反馈就是对决策所导致的后果进行调整。由于环境和需求的变化,原来的决策必须根据变化了的情况做出相应的修改和调整,使决策更合理、更科学化。贯彻反馈原则,就是要运用实践来检验决策,把决策看成决策—执行—再决策—再执行的动态过程。

（三）医药市场营销决策的内容

1. 市场营销目标决策

医药市场营销目标是指医药企业市场营销管理活动的发展方向和奋斗目标。它是按照企业市场营销思想在分析外部环境和内部条件的基础上确定的。包括：①对社会贡献目标，主要指对社会提供医药药品、剂型、质量、数量和税金等；②市场目标，包括市场渗透目标、新药品开发目标、市场占有率目标等；③发展目标，表现为人力、物力、财力增大的目标、管理水平提高的目标、专业化协作目标、经济联合发展的目标等；④利润目标，包括利润额目标、利润率目标、奖金福利目标等。

2. 市场营销方针决策

市场营销方针是指导企业进行生产市场营销活动的行动纲领。它是按照企业的市场营销思想，为了达到企业的市场营销目标而确定的。市场营销方针可以具体反映企业的市场营销方向。市场营销方针是随着不同时期、不同企业的市场营销目标特点而变化的。如："以质量取胜"、"发展品种"、"降低成本、薄利多销、提高服务质量"、"优质、高效、灵活、文明"等市场营销方针决策。

3. 市场决策

市场决策即企业根据市场的需求和自身优势，选好企业目标市场。

4. 市场营销组合因素决策

市场营销组合因素决策包括药品决策、价格决策、分销渠道决策、促销决策、财务决策和企业改造决策等。

（四）医药市场营销决策方法

1. 计量决策法

把与决策有关的变量及它们之间的关系，用数学模型表示出来，然后根据一定的决策条件，通过计算求得决策答案。这种决策方法一般适用于重复出现的程序性决策。

2. 主观决策法

凭决策者的经验、知识和智慧进行决策。由于一些错综复杂或战略性问题常常难以取得可靠的数据，无法进行具体计算，因此要根据以往的统计资料对未来事件的发展进行分析、估计，做出主观判断。主观决策由于受决策人素质的影响较大，所以具有一定的局限性。

（1）集体决策法

召开领导成员会议，发挥集体领导的作用，集体讨论研究，集体决策。这种方法的优点是可以避免个别说了算，减少决策失误。缺点是由于没有专业人员参加，决策质量易受到一定的影响。

（2）专家献策，领导拍板法

召开有关专家和有经验的行家参加会议；或者专门成立专家小组，由专家提供方案并论证可行性，最后再由领导拍板定案。这种方法较通用，效果较好。

（3）畅谈会议法

召开 10 人左右的专家会议，不明确宣布会议的目的，只要求与会人员围绕某个方面的问题发表意见，会议主持人认真倾听各位专家的不同意见，从中吸取对决策有价值的内容。这种方法的优点是博采众长，对提出新方案、新建议很有效。

二、医药企业战略决策

（一）从全面质量观来进行战略决策

中国医药企业正在努力与世界接轨。认可与推行世界医药行业的统一标准，已成为中国制药行业的共识。

在制订企业战略规划时，任何医药企业，无论规模大小，都应采取全面质量的观点。全面质量是一种过程关联和结果关联的理念，企业应努力以良好的效果、较高的效率来全面满足医药消费者。全面质量项目要想兴旺发达，就必须以医药消费者为视野的焦点，医药企业有高层管理者参与，并得到职员、供应商以及分销中介商的支持。

1. 过程关联的理念

全面质量依据的是所有为医药消费者研究、开发、推销和递送医药品或服务的活动。如果企业能用较低的成本提供同样质量的医药品或服务，或者能够提供质量优于其他企业的医药品或服务，那么企业就具有竞争优势。

2. 结果关联的理念

尽管过程关联的活动赋予医药品和服务以价值，但消费者通常只能判断自己购买产品的全面质量。很多消费者关心的是他们买的是什么，而不关心产品是如何制造出来的。

3. 医药消费者满意度

对医药消费者来说，全面质量是指一种医药产品或服务性能如何。因此，消费者最终是否满意，医药消费者服务是关键。产品的实际性能与一个产品性能的期望之间的差距，影响着医药消费者的满意度。

4. 效果

对商家来说，效果指各种市场营销活动被消费者接受的程度。

5. 效率

对商家来说，效率涉及各种市场营销活动的成本。企业若能控制成本，同时为消费者提供合适的质量水准，那么企业便是有效率的。

6. 关注消费者

从全面质量的角度来看，企业应把消费者视为合作伙伴。企业在研发、销售及交付医药产品或服务时应寻求该伙伴的意见。

7. 最高管理层的参与

因为全面质量项目必须得到所有工作人员的信任与支持，因此高层管理人员必须全力以赴让全面质量项目产生效果，确保不会因追求更高效率而有所疏漏。在优秀的医药企业中"全面质量"根深蒂固，已成为企业文化的一部分。

8. 不断完善

多数情况下，今天的全面质量会成为明天的二流质量，因此医药企业必须不断改善其质量。盲目自满的企业会因市场的变化、快速进步的技术以及全球市场发展趋势而受到影响。

9. 员工的支持和参与

要使全面质量项目产生效果，员工必须"进入角色"。给员工授权，让他们参与全面质量管理过程，确保医药消费者的问题得到及时反映，并对医药消费者的要求加以解决。

10. 供应商及分销商的支持和参与

由于他们在创造全面质量方面的投入，供应商和分销商都能积极为此付出努力。这两者也必须在企业全面质量工作中"进入角色"。

(二)战略规划过程

战略规划过程有八个相互关联的步骤。由于该过程既包括战略业务规划，也包括战略市场营销规划，因此应该由医药企业高层经理和市场营销人员共同努力完成。

1. 明确组织使命

指长期投身于一种业务以及在某个市场取得一席之地。它根据企业的历史、现行管理倾向、资源、独特的能力以及环境因素，描述企业的范围、主导重点和价值取向。

可以用服务的医药消费者群、提供的医药产品和服务、承担的功能或者使用的技术来表达组织的使命。企业寻求新的医药消费群体或放弃已有的医药消费群体；推出新的产品(物品或服务)或淘汰旧的产品；兼并别的企业或出售自己的部分业务；涉足更多的市场营销职能(批发商开零售店)或较少的市场营销职能，或者改变技术重点，这都是在无意之中考虑组织使命问题。

2. 建立战略业务单位

在明确自己的使命之后，企业可以组建战略单位。各个战略业务单位都是组织当中自成一体的分支机构、产品线或者产品部门，它们有自己特定的市场重点，有一个全权负责的经理将所有职能整合为一种战略。一个战略业务单位可能包括所有具有相同物理特点的产品，或者医药消费者购买所有用途相同的产品，具体划分取决于组织的使命。各个战略业务单位具有以下一般属性：①特定的目标市场；②自己的高级市场营销经理；③对资源的控制；④自己的市场营销战略；⑤明确的竞争对手；⑥独特的差异化优势。战略业务单位数目的多少，取决于企业的组织使命、资源及享有实权的最高管理层的意愿。小的专业化企业可能只有一个战略业务单位，多样化的企业可能有多达几十个或更多的战略业务单位。

3. 设立市场营销目标

除了各战略业务单位的目标之外，医药企业需要一个总体的市场营销目标。人们通常以定量术语(以元计的销售额、利润增长百分比、市场份额等)和定性术语(形象、创新水平、行业领袖角色等)来描述目标。

4. 进行情境分析

情境分析指组织确认自己内部的强项和弱项，以及外部的机遇和威胁。情境分析试图回答：企业现在处于什么位置？朝什么方向发展？答案来自：认清自己同竞争对手相比有何长处和短处;研究环境发现机遇和威胁;评估企业掌握机遇和减少或躲避威胁的能力;预期竞争对手对企业的战略会做何反应。

5. 制定市场营销战略

市场营销战略,概括如何用市场营销组合来吸引和满足目标市场并实现组织的目标。市场营销组合决策以产品、分销、促销及价格计划为中心。组织中的各个战略业务单位应该有各自独立的战略,这些战略必须协调一致。

市场营销战略应该明确地提供正确指南。它应考虑医药企业的使命、资源、能力及在市场中的位置;企业在行业中的地位以及产品在国内和国际的竞争力量;诸如经济和人口增长这样的环境;成长的最佳机遇以及影响成长的威胁。

6. 战略规划方法的评估

评估企业有什么市场机遇;认清什么因素影响绩效;认识所处的行业;认清定位于广泛的还是窄小的目标医药消费群。

战略规划的主要优点在于:企业可以分析所有的战略业务单位产品;研究各种战略的效果;了解可以把握的机遇及要规避的威胁;计算市场营销及其他资源的需求,集中于差异化优势;根据设定的目标比较实际的绩效,找到改进的原则。还可以追踪了解竞争对手的行动和长远发展趋势。

战略规划的主要缺点是:实施比较困难(尤其对于小企业);可能过于简单而忽略了关键因素;战略业务单位及评估标准(如相对市场份额)的界定有些主观;没有恰当地考虑环境条件(如经济);可能过分看重市场份额。

这些技术只是帮助进行规划,医药企业的管理者必须研究各种情境,依据企业和战略业务单位的独特性来制定市场营销战略,完成日常的决策活动。

7. 实施战术计划

战术计划指企业在实施特定的市场营销战略时所用的短期行动(战术)。战术计划包含三个基本要素,即具体任务、时间框架及资源分配。

市场营销组合(具体任务),可以是高质量、周到的服务、低分销强度、以人员销售为主、中等以上的价格组合,也可以是低质量、没有什么服务、大力广告为主及低价的组合。每一个战略业务单位都要根据自己的目标市场和战略重点,设计一个独特的市场营销组合。

合理安排时间(时间框架),这意味着在市场认可程度最高时推出某种产品,或者趁其不备反击竞争对手。企业想成为拥有绝对竞争优势的行业领袖,必须仔细加以权衡,合理规避风险。市场营销的机遇转瞬即逝,企业必须及时做出反应。

市场营销投入(资源分配),可以视为订单处理或订单生成。订单处理成本同订单的记录和处理有关,诸如订单录入、计算机数据处理和货物处理。企业的目标是在特定的服务水平上减少成本。订单生成成本包括诸如广告及人员销售费用、产品税赋等。降低这些费用可能会对销售额和利润产生不利的影响。因此,企业应该估计各种成本和各种市场营销职能组合下有多大的销量。在订单生成成本方面的开支极低的情况下,不大可能获得最大利润。战术决策不同于战略决策,其主要区别在于:①复杂性较低,结构性较强;②时间范围要短得多;③所要求的资源投入明显少得多;④实施和调整更频繁。

8. 监测结果

监测结果即将特定时期里企业、业务单位或产品的实际绩效与计划的绩效相比较。实际绩效资料随即反馈到战略规划过程当中。预算、时间表、销售和利润统计、成本分析及形象研究等,也是可以用来评估结果的测量指标。

当实际绩效落后于计划时,应采取矫正行动。例如,如果实施中始终存在问题,那么可能不是因为员工故意做错,而是因为他们不知道该如何做。所以,制定战略工作中的第一件事就是正确的行为——也就是能够降低成本、提高质量、让医药消费者满意、增加利润的行为。由于销售和成本受一些无法控制的因素影响,有的计划必须重新调整。因此,许多目光长远的企业制定了应急计划,事先列出不利条件出现时应做出的反应。

(三)战略规划的设计预案

当企业采用书面计划时,制定、实施和监测一项战略规划才有可能做得最好。这促使管理者仔细地思考和协调计划过程中的每一步骤,更明确地指出问题所在,将计划与目标和资源联系起来,测量绩效,向员工和其他人员传递明确的信息。

下面给出一份书面的战略规划概要以及举例说明如何应用战略规划。

【书面战略计划纲要样例】

良好的战略规划应包含哪些要素? 下面是一份简明的列表:

＊它应该能影响战略选择方面的考虑

＊它应该能促成一种长远的观点

＊它应该公开资源分配体制

＊它应该能提供有助于进行战略分析和决策的方法

＊它应该能提供从战略角度管理企业或战略业务单位的基础

＊它应该能提供一种既能横向(战略业务单位部门之间)又能纵向(从高层主管至一线员工)进行的交流与协调体制

＊它应该能帮助企业及其战略业务单位适应变革

以下从市场营销的角度展示了一项书面战略规划纲要的样例。任何规模和类型的医药企业都可以参考采用这一纲要。

针对您的企业,尽量详细地表述下列问题:

1. 组织使命

a. 用 50 个字或更少一些,描述组织目前的使命。

b. 用 50 个字或更少一些,描述你希望组织的使命在未来五年如何演变。未来十年如何演变。

c. 你的企业是否沿着(a)和(b)的路子往前走? 解释你的回答。

d. 从你的目标市场、你承担的职能和你整体的市场营销风格来讨论组织使命。

e. 从企业多样化的角度来讨论组织的使命。

f. 组织的使命如何向员工进行沟通?

2. 战略业务单位

a. 描述企业目前的组织结构。

b. 评价目前的组织结构。

c. 你预期组织结构在未来五年内将如何演进？未来十年呢？

d. 企业有战略业务单位吗？若有,请描述它们并解释原因。

e. 企业是否有针对各个目标市场及主要产品的市场营销计划？请解释你的回答并将回答与问题(d)联系起来。

f. 企业的各项产品或业务单位是否都有市场营销经理、适当的资源、明确的竞争对手？请予解释。

3. 市场营销目标

a. 列举你的组织在未来 1、3、5、10 年的总体市场营销目标。

b. 按目标市场和产品,列举未来 5 年和 10 年内你的组织的具体市场营销目标。

- 零售额
- 市场份额
- 利润
- 形象
- 医药消费者忠诚度

c. 用什么标准确定目标实现得是充分、不充分或不尽如人意？

4. 情境分析

a. 描述你的组织目前的总体优势、弱点、机遇和威胁。

b. 在未来 5~10 年里,你针对问题(a)所提到的因素会如何变化？

c. 对企业中各种关键产品或业务,描述目前的优势、弱点、机遇和威胁。

d. 在未来 5~10 年里,你针对问题(c)所提到的因素会如何变化？

e. 针对问题(a)~(d)的回答所涉及的因素,你的企业将如何做出反应？

5. 发展战略

a. 描述各个产品或业务的目标市场、市场营销组合及差异化优势。

b. 企业是否有充足的资源和能力实现市场营销战略？解释你的回答。

c. 将企业的战略与领先的竞争对手进行比较。

d. 描述你对下列战略方法的使用情况:市场渗透、市场开发、产品开发及多样化。

e. 针对各种产品或业务,详细描述企业目前及将来要寻求的医药消费者的特点。

f. 对于各种产品或业务,下列哪一种方法最适合:投资/成长、选择/盈利、收获/放弃？解释你的理由。

g. 对于各种产品或业务,下列哪一种方法最恰当:成本领先、差别化、成本聚焦或者差别化聚焦？解释理由。

h. 对于企业的所有产品或业务计划是如何协调的。

6. 实施

a. 企业战略的程序。

b. 对于各种产品或业务,你的企业如何确保战略实施符合目标市场和市场营销组合的意愿？

c. 市场营销人员有适当的权力(例如他们获得授权)和资源来实施计划吗？解释你的回答。

d. 现行的市场营销预算充足吗？你的组织区分订单生成和订单处理成本吗？解释你的

回答。

  e. 在实施战略时预料到竞争对手会如何反应吗？

  f. 有没有对付突发情境的应急计划？

  7. 监控结果

  a. 描述你的企业用于监控步骤1~6的程序。

  b. 对于各种产品或业务,是否定期将计划绩效与实际绩效作比较？解释你的回答。

  c. 机遇和威胁分析是否定期进行？解释你的回答。

  d. 如何在组织中沟通绩效结果？

  e. 你采取什么程序来对绩效评估所发现的结果做出反应？

案例阅读

健特:"黄金搭档"再演"神话"

——策略沿袭:克隆脑白金

  稍加留意,不难发现黄金搭档在营销传播策略上与脑白金有着很多的相似之处:

1. 命名难脱金字情结

  史玉柱策划保健品,似乎"金"字情有独钟,从最初的巨人"脑黄金",到二次起家的"脑白金",再到"黄金搭档",都是"金"字堆里玩噱头,似乎要让消费者知道,只有"金"才是最好的。

2. 保健营销概念先行

  概念营销是医药、保健品营销传统的致胜法宝,这在药品、保健品行业营销人员的头脑中已是根深蒂固的定律。黄金搭档一开始也拉起了概念营销的大旗。维生素对于国人来讲已经有一些理性认识,但这些认识毕竟有限,仍然需要用概念来引导。于是黄金搭档通过科普教育等多种形式对消费者进行引导。史玉柱知道,撬开国人对维生素概念认识不足这层坚冰,中国维生素市场的规模绝不会亚于美国。

3. 高空广告密集轰炸

  保健品营销策划崇尚一个信条,即卖保健品就要大做广告。保健品行业人士都清楚,脑白金广告没有什么高明之处,个别篇甚至俗得掉渣。但其独到之处就是广告尽管狂轰滥炸却不致于令人生烦,主要诀窍是他们对消费者的心理和行为理解、把握得比较透彻、到位。黄金搭档的广告侧重于理性诉求,通过大头娃娃天真、稚趣的"乖乖,真的有效",将黄金搭档与其补充维生素的功效诉求紧密结合。

4. 软文报道劲爆炒

  脑白金的软文策略,是采用典型的"抓心"策略,将新闻报道、科学说理、焦点事件、产品功效等巧妙结合,从而实现以较少的资金投入和营销费用快速启动市场的目的。如,《投资数亿三巨头合作》、《中国人补维生素矿物质有了权威方法》、《中国人如何补充营养素》等,突出黄金搭档研制企业的强大组合:中国营养学会、世界最大的维生素巨头瑞士罗氏公司和上市公司健特生物,使人不得不相信这个组织拥有着雄厚的技术。随后典型的功效软文有:《营养不良害孩子》、《中国人怎么吃饭》、《海军上将的悲剧》、《白米惹的"祸"》、《美国<科学导报>报道:人无维生素,只能活 10 天》等,从日常饮食谈我国消费者对维生素认识的不足,并以中国营养学会推荐饮食比例、历史事件等说明我国消费者饮食结构不合理,以及由于缺乏维生素导致的各种严重疾病。这些软文娓娓道来,使消费者不得不承认自己对维生素的认识存在很多不足和误区,不得不相信维生素对于人体的重要性,从而实现对消费者心理引导和极力劝诱。

——策略升级:起用新营销手段

尽管黄金搭档在营销传播策略上与脑白金有太多相似之处,但不可否认,黄金搭档在某些方面已经较脑白金有了明显的改进和提高:

1. 借力中国营养学会,增加产品可信度和权威性

为了使消费者快速认同黄金搭档,他们一是采取了与我国营养学权威学术机构——中国营养学会联合的策略,黄金搭档是惟一由中国营养学会研制并推荐的维生素产品,且其配方被称为是由中国营养学会多位专家联合技术攻关的配方,让人信服产品在补充维生素方面的权威性和科学性;二是与瑞士罗氏公司进行合作,由这个全球最大的维生素巨头提供生产黄金搭档的原料,证明原料来源的正宗和高品质;三是由中国营养学会在人民大会堂举行"微量营养素与国民健康研讨会",通过权威学术机构召开营养学方面的权威性学术会议,呼吁消费者重视不合理的膳食结构和维生素不足导致的多种严重疾病。借助权威性的学术机构来推广黄金搭档,这种营销手法无疑更高明。

2. 启用赞助活动,扩大传播声势

黄金搭档的市场推广中,采取了赞助活动这一传播方式。2002 年 9 月份,黄金搭档与中央电视台联合,赞助中国专业的服装设计暨模特电视大赛,并将赛事命名为第三届 CCTV"黄金搭挡"杯服装设计暨模特电视大赛。其中,服装设计大赛面向全国及海外具备中国国籍的服装专业设计师及具有一定水平的服装设计爱好者征集作品;模特大赛由 CCTV 与全国 9 家地方电视台合作,在全国设立 10 个分赛区。这种传播手法,无疑给产品的营销造足了声势。

第九章　医药产品与定价策略

一、医药产品策略

(一)医药产品的整体概念

医药市场营销学对"药品"的界定,内涵更为丰富;外延涵盖面十分广。现代医药市场营销学认为,药品不仅是指能够满足人们某种需求、有具体物质形态的、有形的物品,还包括非物质形态的服务、劳务、人员、地点、思想、观念等,或这些因素的组合。药品是医药市场营销学的基本概念,准确把握医药市场营销学关于药品定义的深刻内涵,对于企业全面认识和了解消费者的需要,研制、开发能同时满足消费者多层次需求的产品,实现有效营销,具有十分重要的意义。产品的整体概念是指一切能满足顾客某种需要和利益的物质产品和非物质形态的服务。

具体可划分为四个层次。

1. 核心药品

指向消费者提供的基本效用和利益,是促使医药消费者购买的根本目的所在,即医药消费者的最本质需求。如保健品的核心利益是满足消费者保健强身的需要;化妆品的核心是满足护肤和美容;药品的核心是满足预防、治疗、诊断疾病,有目的地调节人的生理功能。核心药品向人们说明了药品的实质。医药企业营销人员的任务就是把安全且效果可靠的医药产品推荐给消费者,以保证消费者的核心利益得到满足。

2. 形成药品

指向消费者提供的产品具体形态或药品实际功效借以实现的外在形式。主要包括品牌、商标、包装、款式、颜色、质量、规格、剂型等。医药的基本效用必须通过特定形式才能实现,医药市场营销人员应努力录求更加完善的外在形式来满足顾客需求。

3. 延伸药品

延伸药品也称附加药品,是指药品的各种附加利益的总和,即除了形式药品的基本利益外,消费者还可得到随同形式药品提供的各项服务所产生的利益。延伸药品的观念来源于消费者对药品需要的深入认识。因为消费者购买药品是为了满足某种需要,所以在其购买时,希望能得到和满足与该项需要有关的利益。因而企业向消费者出售的不止是一件药品,而是药品和服务组成的一个整体,即药品体系,这就是"系统销售的概念"。在竞争日益激烈的市场中,药品给消费者带来的附加利益已成为竞争的重要手段。许多情况表明,药品的竞争并非在其工厂中产生的部分,而在于其服务、广告、咨询、融资、声誉、优惠、送货、保管或消费者认为其他有价值的东西。只有向消费者提供具有更多实际利益,能更完美地满足其需要的延伸药品才能在竞争中获胜。

药品的整体概念是建立在"需求二药品"这一等式基础上的,这一概念的内涵和外延都是以消费者的需求为标准,由消费者的需求来决定的。这一概念十分清晰地体现出以消费者为中心的现代营销理念。

按照"需求二药品"的思路,医药产品的整体概念是构成满足防病治病需要的利益,这个系统中既有有形的物质药品,也有无形的服务药品,也是由核心药品、形式药品、附加药品组成。医药产品的核心药品是疗效和消费者基本利益。疗效和质量是医药、药品不可分割的统一体,是消费者追求的实际利益。医药产品的形式药品是指满足用药需要的不同形式,包括剂型、商标、包装、说明书。医药产品的不同剂型,可以满足不同消费者用药的需要。医药产品的商标、包装、说明书显示出药品的质量水平。医药产品的附加药品还可体现为给医生和患者提供的一系列附加价值,包括为医院、医生、患者提供的售前、售中、售后服务。

4. 潜在药品

潜在药品指药品最终会实现的全部附加价值和新转换价值,是附加药品服务和利益的进一步延伸。如某种中成药的主要功能是健脾益气,患者服用后不仅脾胃功能得以恢复正常,同时脾土健旺肺金得养,使慢支气管炎的发作次数明显减少。

(二)医药产品整体概念的应用

医药产品整体概念四个层次的理论,十分清晰地全面体现了以消费者需求为中心的现代营销观念。这一概念的内涵和外延都是以消费者需求为标准,由消费者需求来决定的。这对于企业设计和开发产品、制定市场营销组合策略,具有多方面的指导意义。

1. 找准药品的核心利益

药品的核心利益是消费者购买的最本质内容,也是消费者制定购买决策时考虑的最重要因素。因此,企业设计、开发新产品一定要找准产品对其目标顾客而言的核心利益。

2. 重视药品非功能性利益的开发

消费者对产品利益的追求包括功能性和非功能性两个方面,前者主要是满足他们在治疗疾病上的需求,后者则更多的是满足他们在心理上、精神上和情感上的需求。因此,要求企业全面领悟药品核心利益的深刻内涵,高度重视非功能性利益的开发,更好地满足消费者多层次的需要。

3. 围绕整体产品的多个层次开展竞争

在我国市场经济的发展过程中,企业之间围绕争夺消费者展开的竞争非常激烈,大多数竞争的手段主要还是价格战。特别是当有形医药产品在功能、品质上极为接近,难以形成明显差异时。整体产品概念为企业竞争提供了一种新的分析思路,即围绕整体产品来开展竞争,要在整体产品的每一个层次及每一个要素,如包装、品牌、商标、款式、花色、质量以及售后服务上不断求新,创造特色优势,增强产品的核心利益,来提高企业医药产品的竞争能力。

(三)医药产品的生命周期与应对策略

医药产品生命周期是指医药产品从准备进入市场开始到被淘汰退出市场为止的全部运动过程,是由需求与技术的生产周期所决定的。企业开展市场营销活动的出发点,是市场需求。而任何产品都只是作为满足特定需要或解决问题的特定方式而存在,不断会有领先产品出现,取代市场的现有产品。产品的销售就像人的生命一样,要经历出生、成长、成熟、老化、死亡等阶段,具体可以分为开发期、引进期、成长期、成熟期、衰退期五个阶段。

1. 开发期药品的开发始于构思,在开发阶段销售为零

营销策略:应该看到,许多医药产品是高科技药品,药品开发的周期长、投入多、风险大。在药品开发期,销售尚未开始,无利可言,只有资金的投入。这一阶段的营销活动就是根据市场需求加快新药的开发步伐,开展营销活动的前期准备,进行有关新药品的商业前景分析预测,并制定相应的营销计划。

2. 导入期(介绍期)

这个时期的特征是:新药品刚上市,知名度低,销售增长缓慢;由于投入费用高,因而此时几乎没有利润,甚至亏损。

营销策略:导入期是指新药品上市的最初销售时期。这一阶段的特点是:市场尚未接受该药品,药品知名度低,医生和患者不了解,大部分医生不愿意轻易改变自己的处方习惯,药品销售量小,单位成本高,企业也尚未建立最理想的分销渠道;广告费用和其他促销费用较大,利润很小,甚至出现亏损。这个阶段企业承担的市场风险最大,但这一阶段市场竞争者相对较少。

从营销角度看,当新药进入时,首先是如何说服医院业务负责人、医师、药房、药事管理委员会成员了解认识该新药,指导医生使用该药品。企业着手建立有效的营销系统,为每一个营销组合变量制定策略,将新药品快速推进导入期,进入市场发展阶段。就价格与促销而论,一般可以有四种策略可供选择。

(1)快速——掠取策略

即高价高促策略,也称双高战略,以高价配合高促销费用推出新药品。药品定价高、促销力度大,获利迅速,可尽快收回开发时的投资。高促销活动是为了引起目标市场者的注意,加快市场渗透过程,迅猛抢占市场。实施这一策略必须具备以下条件:市场具备较大的需求潜力;药品需求弹性小,消费者求购心切;药品有特色,技术含量高,不易仿制;企业实力强劲;企业市场操作水平较高,如专利药品及新、高科技药品等。

(2)快速——渗透策略

低价高促销策略,也称低高战略,是指用较低的药品价格和较高的促销费用推出新药品,迅速打入市场,尽可能占有更多市场份额。高促销是为了集中力量以最快时间将药品打入市场,而低价本身就是一种促销手段。本策略可以给企业带来较快渗透率和最高的市场占有率。但必须具有的条件是:市场规模大,消费者对药品不了解且对价格十分敏感;药品易仿制,潜在竞争激烈;药品的单位成本会在促销活动的配合下,随着销量增加而下降。从而使医药企业在竞争中获取较有力的位置。

(3)缓慢——掠取策略

即高价低促策略,也称高低战略,是指药品以高价格、低促销费用上市销售。高价格与低促销的结合,利润空间较大,促销费用小,风险较低,对医药企业而言这当然是最理想销售模式。实施本策略的条件是:该药品市场规模小,竞争规模不太激烈;药品的市场知名度高,大多数消费者对该药品效果没有疑虑,能接受适当的高价。

(4)缓慢——渗透策略

就是低价低促销策略,也称双低战略,是指企业用低价格、低促销费用推出新药品。低价促使市场尽快接受药品,低促销节约费用,以获取更多的利润。实施这一策略的依据是:市场相对容量较大,价格弹性高,有相当多的竞争者准备加入竞争行列。

在导入期要突出一个"短"和"准"字。"短"即尽可能缩短导入期的时间,使药品在短期内迅速进入市场。"准"即看准市场机会,正确选择新药品投入市场的时机,确定适宜的药品价格。

3. 成长期

药品经介绍上市销售,通过促销努力,逐渐被市场接受,即进入销售成长期。这时销售增长迅速,利润显著增加。

营销策略:成长期是药品生命周期中的关键时刻,此时药品已为市场所接受,销售进入了向纵深发展的阶段。这一阶段的特点是:消费者对新药品已熟悉,销售增长很快;建立了比较理想的分销渠道;大规模的生产与丰厚的利润,吸引大量竞争者加入,市场竞争加剧;单位成本下降,利润迅速增长,逐步达到最高峰。

这一阶段企业营销对策的核心是尽可能延长药品的成长阶段,应该采取以下营销策略。

(1)药品策略

根据消费者的需求和其他市场信息,开发出新剂型、新品种、新包装,并通过建立完善的药品质量保证体系,进一步提高药品质量。

(2)品牌策略

加强促销环节,品牌宣传的重点,由导入期树立药品的知名度逐渐转向成长期的以药品形象为主,培养消费者的品牌偏好,增加其依赖程度。

(3)持续策略

保持原有细分市场,沿用过去的营销策略一段时间,以适应新老药品的交替,为上市创造有利条件。

(4)转移策略

转移策略即转移市场,把目标市场从这一地区转移到另一地区,从这个国家转移到另一个国家。由于地区间的差异,客观上存在着药品消费上的层次性、时间性区别,如外国市场冲击中国市场,我国城市市场和农村市场,所以本策略经常被一些外国医药公司采用。

(5)更新策略

更新策略即开发新药品,取代老药品。

4. 成熟期

这是药品大量投产和销售的相对稳定时期,销售和利润的增长达到顶峰后速度渐缓并开始有下降的趋势。在成熟期,企业的主要营销目标是牢固地占领市场,保持市场占有率、防止与抵抗竞争对手的蚕食进攻,争取获得最大的利润。

营销策略:

(1)从广度和深度上拓展市场,争取顾客,并刺激老顾客增加购买,以增加现有产品的使用频率和消费数量。如强生公司将婴儿爽身粉、婴儿润肤露等婴儿护肤用品扩展到母亲市场,成功地做大了市场"蛋糕"。

(2)进一步提高产品质量,进行产品多功能开发,创造新的产品特色,提高产品的多功能性、安全性和便利性,增加产品的使用价值。

(3)改进营销组合策略,如调整价格、增加销售网点、开展多种广告宣传活动或采用以旧换新、有奖销售、竞猜、拍卖等进攻性的促销手段,以及强化各种服务等。

5. 衰退期

这一时期的特征是销售和利润均急剧下降,最后因无利可图而退出市场。营销学者对各类商品进行的大量研究表明,药品生命周期对许多商品都是适用的,只是不同药品各阶段持续的时间长短不同。一般专利药品都有一个相当长的成熟期,大多数保健品成熟期则短得多,长则几年,短则几个月,医药企业必须审查其药品生命周期的正常演进。激烈的市场竞争,导致药品生命周期缩短,这意味着企业必须在较短时间尽早取得利润。

营销策略:

(1)淘汰策略

即企业停止生产衰退期产品,上马新产品或转产其他产品。

(2)持续营销策略

即企业继续生产衰退期产品。利用其他竞争者退出市场的机会,通过提高服务质量、降低价格等方法来维持销售。

(3)收割策略

即企业尽量减少如厂房设备、维修服务、研制开发和广告、销售队伍建设等方面的投入,同时继续维持产品销售。只要短期内销售量不出现急剧减少,企业就可以从该产品上获得更多的收益。增加现金流量:该策略会使产品的竞争力逐渐削弱而最终失去存在的价值,其适用条件是衰退产品在短期内销售量下降速度比较缓慢,然而从长期来看最终必须放弃。

产品生命周期提供了一套适用的营销策划观点。它将产品在市场上的生命历程分成不同的策略时期,企业营销人员可以通过考虑销售和时间这两个简单易懂的变量,正确分析和把握产品所处的生命周期阶段,并针对各个阶段不同的特点而采取行之有效的营销组合策略。尽可能延长产品的市场生命周期,以实现利润最大化。

具体来说,企业在应用产品生命周期理论时应把握好以下几点:

(1)重视新产品的研制与开发

企业要做到居安思危。高度重视新产品的研制与开发,不断创新,做到"生产一代,研制一代,构思一代",为企业可持续发展提供坚实的基础。

(2)正确把握产品生命周期的变化趋势

企业应该通过对市场的观察以及采用科学的方法,分析、判断产品处于生命周期的哪一个阶段,推测、预见产品在市场上的发展变化趋势,立足于不同阶段的特点,因势利导,实施相应的市场营销组合策略,以有效地增强产品的市场竞争力,提高企业的营销效益。

(3)尽量延长产品市场生命周期

企业需要通过各种营销努力,尽可能延长产品生命周期。但延长产品市场生命周期,并不是延长它生命的每一个阶段,而只是延长其中能给企业带来较大销售量和利润的两个阶段,即成长期和成熟期。要延长产品市场生命周期,可以设法促使消费者提高使用频率,增加购买次数和购买量;对产品进行质量、特性、形态改进以吸引新的购买者,使滞长的销售量回升;开拓新市场,争取新顾客;拓展产品使用的新领域,以新用途来带动新需求。

二、医药产品品牌与商标策略

品牌是企业一种重要的无形资产,是整体药品概念的重要组成部分。这种无形资产创造的经济效益往往使有形资产得以充分发挥其价值。因此,医药企业应努力争创名牌,保护名牌,这是企业市场营销策略中的一项重要内容。

现代社会中,品牌是一个非常重要的社会经济现象。消费者依赖品牌来辨别、选择产品和服务,甚至依靠品牌表现自身的品味、价值观和情感取向。制造商或服务商则通过品牌来传达产品质量、情感以及价值取向等诸多内容,以赢得顾客的忠诚和自身的长远发展。不仅如此,越来越多的非营利机构也采取了品牌化的做法,积极塑造自身的品牌形象,以求利用强大的号召力实现自身的目标。

从品牌与商标的定义看,两者关系密切,是从不同的角度描述同一个问题,而在现实经济中,人们往往将它们等同使用。显然,受自愿与强制注册的因素影响,品牌与商标是有区别的:首先,商标是个法律概念,一般指经政府机关认定、核准注册,受法律保护的注册商标;而品牌则未必,其含义要广泛得多,不仅包括了商标,还有商品的通用名称、注册的标识及一些地理标志等等。

所以说,品牌是商标概念的扩展及延伸;商标则是品牌的内涵实质。两者的区别在于是否经过一定的法律程序申请与注册。

(一)品牌的含义

有关研究表明,品牌是个多面性的概念,蕴涵着丰富的含义。有学者提出了"品牌的冰山"理论。这个理论指出:标识、名称等仅仅是品牌的可见部分,完整的品牌概念还包括价值观、智慧、文化等不可见部分。可见部分与不可见部分的关系可以用一个飘浮在水中的冰山来形容。其中标识、名称等可见部分仅占品牌内涵的 15% 左右,而价值观、智慧、文化等不可见部分则大约占品牌内涵的 85% 。

关于品牌的含义,世界上许多学者都进行了各自的阐述,观点虽然各有不同,但都存在着内在的联系,都是通过从不同角度对品牌的内涵进行阐述来界定品牌的。不管怎样,这些定义都可以帮助我们更加全面地理解品牌:

①品牌能够区分企业与其竞争对手的产品或服务;

②品牌能为顾客提供其认为值得购买的功能利益及附加值;

③品牌是一种综合的无形资产;

④品牌是企业对消费者在产品特质、利益和服务上一致性的承诺。

综合这些观点,这里采用 1960 年美国市场营销协会对品牌下的定义:品牌指用以区别某个销售者或某群销售者的产品或劳务,并使之与竞争对手的产品及劳务区别开来的一个名称、名词、标记、符号或设计,或者是它们的组合。

另外必须强调的是,品牌概念是一个集合概念,包括了品牌名称、品牌标志和可注册的商标三大部分:

①品牌名称指品牌中能够发音,能够被读出的那一部分。如:"可口可乐"、"长虹"、"联想"等等。

②品牌标志(brand mark)指品牌中可以通过视觉辨别,能用语言描述,但不能用语言直接称呼的部分。如品牌的符号、图像、图案、色彩等等。作为著名品牌的家电品牌"海尔"的那两个互相拥抱的儿童形象就是其品牌标志。

③商标,从字面解释,是商品的标记,以示与其他生产者及经营者的同类商品和劳务的区

别。简而言之,商标是区别验证商品及劳务的标识。

(二)医药产品品牌的作用

1. 品牌代表药品的质量和特色

品牌可以代表药品的质量和特色,既便于生产者、销售者订货,也便于购买者选购。在一般消费者的心目中,许多商品的品牌已被牢固定位,只要提到这一品牌名称,人们就能知其特色。如有些饮料,只需看牌子购买即可。

2. 品牌有助于监督和提高药品的质量

品牌有助于监督和提高药品的质量。由于购买者按品牌购货,生产者不能不关心品牌的声誉。企业为了保持品牌已有的市场地位,必须加强质量管理,始终保持药品品牌所代表的质量水平和特色。因此,品牌是企业自我监督的一种重要手段。

3. 品牌有助于促进企业药品的销售

品牌有助于促进企业药品的销售。品牌是药品质量的标志,品牌宣传能够产生较好的效果。如在大众媒介反复宣传,在包装上经常出现,就会给人们留下深刻的印象,易于引起消费者的注意并重复购买,从而稳定和扩大销售,增加效益。著名品牌可使药品大幅度增值,大大提高企业的经济收益。

4. 品牌有利于控制和扩大市场

品牌有利于控制和扩大市场。品牌是控制市场的武器。市场竞争的手段之一是取得有效的市场控制能力。绝大多数生产者为了扩大销售,往往在某种程度上依赖中间商进行多层次分销,由此会削弱厂商对市场的控制能力。厂商若有自己的品牌,就可以直接与市场沟通,从而掌握市场控制权。

5. 品牌有利于新药品的开发

品牌有利于新药品的开发。品牌可以增强社会的创新精神,鼓励生产者不断开发出新药品。在日趋激烈的市场竞争中,企业如果不推出新药品,就很难实现增长目标,甚至无法生存。推出新药品是一项艰巨复杂的工作,企业如在原有品牌的药品线中增加新药品,则比较容易被市场接受。正是由于生产者不断推陈出新,才使市场上的药品丰富多彩、日新月异。

6. 品牌有利于法律保护

品牌有利于法律保护,注册后成为注册商标,就使企业的药品特色能够得到法律的保护,防止他人模仿、抄袭或假冒,从而保护了企业的正当权益。同时还可以保护企业间的公平竞争,使商品流通有秩序地进行,促使市场经济健康发展。

(三)医药产品品牌与商标策略

品牌是企业拟订营销策略时不容忽视的重要问题。品牌决策是药品决策中极其重要的组成部分,营销学认为品牌决策应包括以下内容。

1. 品牌使用决策

一般说来,品牌在药品销售中可以起到很好的促进作用。在商品经济高度发展的条件下,市场上几乎所有的商品都有牌子,但近年来美国等发达国家又出现"非品牌化"趋势,有的药品不用品牌,目的是节省设计费用,增强竞争力。如无品牌的阿司匹林价格常可低 30％左右。目前在我国无品牌商品销售是不提倡的。

2. 品牌归属决策

品牌归属问题即品牌归谁所有,由谁负责。对药品生产者来说,可以用制造商品牌,也可以用中间商品牌,也可以两者同时并存,即一部分药品用制造商品牌,一部分用中间商品牌。制造商品牌在市场上一向占统治地位。近年来,西方国家经销的品牌日益增多,一些有名气的大百货公司、超级市场都使用自己的品牌,目的是增强对药品价格、厂商的控制能力。一些享有盛誉的中间商,可以找一些生产能力过剩的厂商,让他们按规定条件进行生产,中间商用自有品牌销售,这样可以降低成本,从而降低价格,提高竞争力,同时也可以培养顾客的品牌偏好,使顾客乐于购买独家的商品。对工商企业的品牌归属问题,必须全面地权衡利弊,做出决策。在制造商具有良好声誉、拥有较大市场份额的条件下,多使用制造商品牌。相反,在制造商资金能力薄弱、市场营销力量相对不足的情况下,可以使用经销商品牌。尤其是势单力薄的无名中小企业,无力在自己的品牌下将药品打入市场,往往借助中间商品牌。如果中间商在某一领域中拥有良好品牌信誉及庞大完善的销售体系,利用中间商品牌是可以起到事半功倍的效果,这在国际贸易中是常见的。

3. 品牌策略

(1)群体品牌策略

群体品牌策略是将企业所生产的全部药品都用统一的品牌,或以一定的品牌为基础,把它与各种相关文字结合形成品牌系列。如"三九(999)"、"康恩贝"、"西安杨森"等公司,所有各类药品都使用同一品牌;三九集团所生产的各种药品都统一采用"999"品牌等。运用群体品牌有以下优点:

①建立品牌信誉,显示企业实力,树立企业形象,容易带动更多新药品的推广。

②可以动用各种媒体,集中宣传一个品牌形象,节省广告费用。

但是,任何一种药品的失败都会使其他药品蒙受损失,因此,使用群体品牌有一定条件限制:第一,这种品牌已在市场上获得了一定的信誉;第二,各种药品应具有相同的质量水平。使用群体品牌的企业必须对所有药品的质量严格控制。

(2)个体品牌策略

个体品牌策略是指一个企业的各种药品分别采用不同的品牌,主要有两种形式:一是药品分别命名品牌;二是各类药品分别命名品牌,这种策略的最大好处是把个别药品的成败同企业的整体声誉分开,不至于因个别药品的失败而影响整个企业的形象。这种策略最大缺点是加大了药品的促销费用。个别品牌策略较适用于那些经营药品线较多而关联度较小、生产技术条件及药品档次差异较大的企业。

4. 商标策略

如前所述,凡经过国家有关部门注册、受法律保护的品牌都是商标。所有的商标都是品牌,但并非所有的品牌都是商标。商标具有排他性,有专门的使用权。所谓商标的专用权具有四个特点:①商标经注册即取得独占权,他人不得使用与仿冒;②商标专用权具有时间性,我国商标法规定有效期限为 10 年,到期申请注册延续的可继续使用,否则就失去了专用权;③商标专用权属知识产权,其价值是无形的,名牌商标的价值是难以估价的;④专用权受严格的地域限制。

(1)商标的设计与商标的管理

商标的设计是否得当,与企业的经济效益关系重大,切不可等闲视之。因此,许多西方企业不惜花费重金征求商标设计。从营销学的观点来说一个良好的商标设计应符合如下原则:第一要符合市场所在地的法律规范;第二能表示药品的特色;第三造型美观、构思新颖、便于识别与记忆。

商标的使用直接关系到消费者、企业和国家的利益,因此每个国家基本上都有商标法并实施商标管理。企业的商标管理应以有关法律为依据,遵守商标法的规定,不乱用商标。所谓乱用商标主要是指:使用未注册的商标;仿冒其他企业商标;未经批准,自行修改商标图样;将此类商品的注册商标任意使用在别类商品上;自行转让商标等等。

建立和健全企业的商标管理制度是为了防止发生商标使用上的混乱现象。企业的商标管理制度的内容包括:建立商标档案,做到有案可查;审查商标设计,保证顺利注册登记;了解商标使用效果;积累改进商标设计和使用的资料。

(2)创新商标策略

创新商标策略又称更换商标策略,它包括两种类型:骤变和渐变。骤变,就是舍弃原有商标,而采用全新的商标;渐变即逐渐改变原有的商标,使新商标与旧商标在图案、符号、造型上很相似,形象上一脉相通。后者既能保持原有商标在市场上的信誉,又能节约商标创新费用。

商标是药品甚至是企业的标志,通常情况下更换商标会失去原有的市场份额,因而采取此策略时须十分慎重,只有当企业确有需要改变其药品商标时才能使用。

三、医药产品包装

正如俗语所说:"佛要金装,人要衣装",商品也需要包装。再好的商品,也可能因为包装不适而卖不出好价钱。据有关统计,产品竞争力的30%来自包装,而随着人们生活水平的提高,对精神享受的要求也日益增长,在激烈的市场竞争中,包装对于顾客选择商品的影响越来越明显。

(一)包装的概念

产品包装有两层含义:一是指产品的容器和外部包装,即包装器材;二是指采用不同形式的容器或物品对产品进行包装的操作过程,即包装方法。在实际工作中,二者往往难以分开,故统称为产品包装。

(二)包装的作用

产品的包装最初是为了在运输、销售和使用过程中保护商品,而随着市场经济的发展,在现代市场营销中产品的包装作为产品整体的一部分,对产品陈列展示和销售日益重要,甚至许多营销人员把包装称为4h后的第5个P。

一般来说,包装具有以下作用:

1. 保护商品

保证商品的内在质量和外部形状,使其从生产过程结束到转移至消费者手中,甚至被消费之前的整个过程中,商品不致损坏、散失和变质。包装是直接影响商品完整性的重要手段。特别是对于易腐、易碎、易燃、易蒸发的商品,如果有完善的包装,就能很好地保护其使用价值。

2. 便于储运

商品的包装要便于商品的储存、运输、装卸。如液体、气体、危险品,如果没有合适的包装,商品储运就无法进行。包装还要便于消费者对商品的携带。

3. 促进销售

包装可谓是商品"无声的推销员"。通过包装,可以介绍商品的特性和使用方法,便于消费者识别,能够起到指导消费的作用。美观大方、漂亮得体的包装,还可以极大地改善商品的外观形象,吸引消费者购买。包装是商品的"脸面"和"衣着",作为商品的"第一印象"进入消费者的视野,影响着消费者购买与否的心理决策。

4. 增加利润

商品的包装是整体商品的一个重要组成部分。高档商品必须配以高档次的包装,精美的包装不仅能美化商品,还可以提高商品的身价。同时,由于包装降低了商品的损耗,提高了储存、运输、装卸的效率,从而增加了企业利润。

(三)医药产品包装的要求

《药品管理法》规定,药品包装必须适合药品质量的要求,方便储存运输和医疗使用。发运中药材必须有包装。在每件包装上,必须注明品名、产地、日期、调出单位,并附有质量合格的标志。药品包装必须按照规定印有或者贴有标签并附说明书。包装分内包装与外包装两类。

内包装系指直接与药品接触的包装(如安瓿、注射剂瓶、铝箔等)。内包装应能保证药品在生产、运输、贮藏及使用过程中的质量,并便于医疗使用。药品内包装材料、容器(药包材)的更改,应根据所选用药品包装之容器的材质,做稳定性实验,考察药品包装容器的相容性。

外包装指内包装以外的包装,按由里向外分为中包装和大包装。外包装应根据药品特性选用不易破损的包装,以保证药品在运输、贮藏、使用过程中的质量完好。

依据以上《药品管理法》规定,药品包装设计应以包装要求为依据,符合在一定的贮存条件下和一定时间内保证药品质量的要求。其设计应符合以下要求。

1. 应显示医药产品的特色和风格

药品包装必须能准确地传递药品信息,造型美观大方,图案生动形象,不搞模仿,避免雷同,尽量采用新材料、新图案、新形状,使人耳目一新,一目了然。

2. 应与药品价值相符

药品只有合格与不合格之分,能够上市销售的只能是取得批准文号的合格品。药品包装应与其价值相符,如一些贵重药品(人参、鹿茸等)的包装要烘托出其高贵,如百年老厂生产的药品包装应与众不同。

3. 应为实用提供方便

药品包装的形状、结构、大小应为运输、携带、保管和使用提供方便。非处方药品的广泛使用对包装的要求主要体现在便于使用、携带和贮存的功能上(如成人装、儿童装、一次性给药、单剂量包装等)。

4. 应与药品性质相吻合

药品的剂量有片剂、针剂、水剂、软膏、粉剂等多种形式,其性质千差万别,有需要低温的,有需要避光的,有需要防潮的等等。因此在包装上应采取相应的防护措施,以保证药品质量。特殊管理的药品及危险品,包装上应有国家规定的明显标志。

5. 设计应美观大方

包装设计既应美观大方、形象生动,同时又应力求避免在消费者中产生不好的含义和联想。包装上文句的设计要求能增加消费者的信任感,并能指导消费。药品的性能、使用方法和使用效果不是直观所能显示的,需要用文字来表达,在包装上应有针对性的说明(如药品的成分、功能主治、服用量、禁忌、注意事项、不良反应等)。这些文字也须与药品的性质一致,并有可靠的科学实验数据或使用效果的证明。

6. 应尊重消费者的宗教信仰与风俗习惯

包装装潢所采用的色彩、图案要符合目标消费者的心理要求,尊重其宗教信仰、风俗习惯。色彩、图案的含意对具有不同心理爱好的消费者可能是截然不同,甚至是完全相反的。

7. 应符合有关法律规定

我国《药品管理法》对药品的包装专门进行了规定,明确指出:直接接触药品的包装材料和容器,必须符合药用要求,符合保障人体健康、安全的标准,并由药品监督管理部门在审批药品时一并审批。

药品包装、标签上印刷的内容对药品的表述要准确无误,除表述安全、合理用药的用词外,不得印有各种不适当宣传药品的文字和标识,如"国家级新药"、"重要保护品种"、"GMP 认证"、"进口原料分装"、"监制"、"荣誉出品"、"获奖药品"、"保险公司质量保险"、"公费报销"、"现代科技"、"名贵药材"等。

(四)药品包装的说明

药品的包装说明是包装的重要组成部分,它在宣传药品功效、增进消费者对药品的了解、指导正确消费等方面有重大作用。特别是药品实行处方药与非处方药分类后,包装说明就更为重要,直接关系到人民用药安全。包装说明一般涉及说明的内容、说明的形式等几个方面。包装说明通常可印于包装物或商品上,也可以专门印制附加的说明书。

1. 药品包装说明的内容

(1)医药产品的功效

如力克舒胶囊外包装盒上写明处方:对乙酰氨基酚、消化酶等;适应证:用于头热、头痛、喉痛及鼻咽部卡他症状。珍菊降压片外包装盒上写明处方:盐酸可乐定、菊花膏粉、珍珠层粉、双氢氯噻嗪、芦丁;功能与主治:降血压药。

(2)医药产品的使用方法

药品的剂量与用法,直接关系到药品的疗效与患者的健康。一般药品说明书都有"用法与用量",详细说明每日几次,每次几毫克(或几片、几粒等),何时服用,并列出禁忌证及注意事项。

(3)医药产品的有效期

包装标签有效期的表达方法,按年月顺序。一般表达可用有效期至某年某月,或只用数字表示。如有效期至 2001 年 10 月。年份要用四位数字表示,1 至 9 月份前须加 0 以两位数表示月份。

（4）医药产品的售后服务

如医疗器械的保修,应说明消费者享用这类服务的期限、地点等。

2. 药品标签与说明书

（1）药品标签与说明书的设计要求

①药品包装必须按照规定印有或者贴有标签并附有说明书。标签或者说明书上必须注明药品的通用名称、成分、规格、生产企业、批准文号、药品批号、生产日期、有效期、适应证或者功能主治、用法、用量、禁忌、不良反应和注意事项等。

②麻醉药品、精神药品、医疗用毒性药品、放射性药品、外用药品和非处方药在其大包装、中包装、最小销售单元和标签、说明书上必须印有符合规定的标志;对贮藏有特殊要求的药品,必须在包装、标签的醒目位置和说明书中注明。

③药品标签及说明书必须按照国家药品监督管理局规定的要求印刷,其文字及图案不得加入任何未经审批同意的内容。同一企业、同一药品的相同规格品种,其包装、标签的格式及颜色必须一致,不得使用不同商标。同一企业的相同品种如有不同规格,其最小销售单元的包装、标签应明显区别或规格项应明显标注。

④凡在中国境内销售、使用的药品,其标签及说明书所用文字必须以中文为主,并使用国家语言文字工作委员会公布的规范化文字。民族药可增加其民族文字;企业根据需要,在其药品包装上可使用条形码和外文对照;获我国专利的药品,亦可标注专利标记和专利号,并表明专利许可的种类。药品的通用名称必须用中文显著标示,如同时有商品名称,则通用名称与商品名称的比例不得小于1:2,通用名称与商品名称之间有一定空隙,不得连用。商品名称经商标注册后必须符合管理的原则。未经国家药品监督管理局批准作为商品名使用的注册商标,可印刷在包装标签的左上角或上角,其字体不得大于通用名的用字。

⑤提供药品信息的标志及文字说明,字迹应清晰易辨,标示清楚醒目,不得有印字脱落或粘贴不牢等现象,并不得用粘贴剪切的方式进行修改或补充。

（2）药品说明书的内容

药品说明书应包含有关药品的安全性、有效性等基本科学信息。药品的说明应列有以下内容:药品名称、通用名、英文名、汉语拼音、化学名称、分子式、分子量、结构式(复方制剂、生物制品应注明成分)、性状、药理病毒、药代动力学、适应证、用法用量、不良反应、禁忌证、注意事项(孕妇及哺乳期妇女用药、儿童用药、药物相互作用和其他类型的相互作用如烟、酒等)、药物过量(包括症状、急救措施、解毒等)、有效期、贮藏、批准文号、生产企业(包括地址及联系电话)等。如某一项目尚不明确,应注明"尚不明确"字样;如明确无影响,应注明"无"。

四、医药产品定价策略

（一）药品价格构成要素

价格是市场营销组合要素之一,与产品、渠道和促销不同,它的变化异常迅速,且直接关系到企业成本的补偿以及利润的实现。中国医药企业市场竞争进入白热化阶段之后,价格残杀愈来愈激烈,造成企业利润不断流失,成为许多企业的心头之痛,从而促使价格问题上升成为决定企业盈亏的战略问题。价格作为营销组合中最活跃的因素,受多方面的影响,这些因素主要包括市场需求、竞争状况、消费者心理及政策法规,等等。

1. 成本因素

成本是商品价格构成中最基本、最重要的因素，也是商品价格的最低经济界限。公司制定的价格除了应包括所有生产、销售、储运该产品的成本外，还应考虑公司所承担的风险。

2. 需求因素

成本为公司制定其产品的价格确定了底数，而市场需求则是价格的上限。受商品供给与需求的相互关系的影响，当商品的市场需求大于供给时，价格应高些；当商品的市场需求小于供给时，价格应低一些。反过来，价格变动影响市场需求总量，进而影响销售量，影响企业目标的实现。因此，企业指定价格就必须了解价格变动对市场需求的影响程度。

3. 竞争因素

成本因素和需求因素决定了价格的下限和上限，然而在上下限之间确定具体价格时，则很大程度上要考虑市场的竞争状况。竞争性定价在当今市场上越来越普遍。在缺乏竞争的情况下，企业几乎可完全依照消费者对价格变化的敏感性来预期价格变化的效果，然而由于有了竞争，对手的反应甚至可完全破坏企业的价格预期。因此，市场竞争是影响价格制定的一个非常重要的因素。

4. 心理因素

消费者心理是影响企业定价的另一个重要因素。任何消费者的消费行为，都会受到复杂的心理因素的影响。大多数情况下，市场需求与价格呈反向关系。即价格升高，市场需求降低；价格降低，市场需求增加。但在某些情况下，受消费者心理的影响，会出现完全相反的反应，消费过程中的"买涨不买跌"现象就是一个例子。因此，在研究消费者心理对定价的影响时，要持谨慎态度，要仔细了解消费者心理及其变化规律。

5. 政策法规因素

政府为了维护经济秩序，或为了其他目的，可能通过立法或者其他途径对企业的价格策略进行干预。政府的干预包括规定毛利率，规定最高、最低限价，限制价格的浮动幅度或者规定价格变动的审批手续，实行价格补贴等。因此，企业制定价格时还必须考虑是否符合政府有关部门的政策和法令的规定。

6. 其他因素

除以上因素外，还有许多其他因素也会影响企业价格的制定。如有时企业根据企业理念和企业形象设计的要求、需要对产品价格做出限制。例如，企业为了树立热心公益事业的形象，会将某些有关公益事业的产品价格定得较低；为了树立高贵的企业形象，将某些产品价格定得较高等。同时企业在制定商品价格时，不仅应迎合不同消费者的心理，还应主动影响消费者的心理，使其消费行为向有利于自己营销的方向转化。同时，要主动、积极地考虑消费者的长远利益和社会整体利益。

（二）医药产品的企业定价方法

在影响定价的几种因素中，成本因素、需求因素与竞争因素是影响价格制定与变动的最主要因素，企业通过考虑这三种因素中的一个或几个来定价。但是，在实际工作中，企业通常根据实际情况侧重于考虑某一方面的因素并据此选择定价方法，然后再参考其他因素的影响对制定出来的价格进行适当的调整。由此,医药企业的定价导向可以划分为三大基本类型,即成本导向、需求导向和竞争导向。

1. 成本导向定价法

就是企业以成本费用为基础来制定价格。主要包括成本加成定价法和目标利润定价法两种具体方式。

（1）成本加成定价法

即根据单位成本与一定的加成率来确定产品的单位价格,具体有如下两种方式:

①以成本为基础的加成。即企业在产品的单位总成本(包括单位变动成本和平均分摊的固定成本)上加一定比例的利润(即加成)来制定产品的单位销售价格。

②以售价为基础的加成。有的企业(如零售商)往往以销售额中的预计利润率为加成率来定价。

由此可以看到,成本加成定价法的关键是加成率的确定,在这方面,企业一般是根据某一行业或某种产品已经形成的传统习惯来确定加成率。不过,不同的商品、不同的行业、不同的市场、不同的时间、不同的地点加成率是不同的,甚至同一行业中不同的企业也会有不同的加成率。一般地说,加成率应与单位产品成本成反比,和资金周转率成反比,与需求价格弹性成反比(需求价格弹性不变时,加成率也应保持相对稳定);零售商使用自己品牌的加成率应高于使用制造商品牌的加成率。

（2）目标利润定价法

目标利润定价法也称为目标收益定价法、投资报酬定价法,指企业在单位总成本、预计销售量等指标的基础上,考虑企业的投资所能获得的投资报酬率来制定价格。这是制造企业普遍采用的一种定价方法。

成本导向定价法曾一度为多数企业所推崇,因为它简单易行。但是,这种定价导向存在明显的缺陷。在大多数行业中,在产品价格确定之前确定产品单位成本不太现实,因为单位成本会随产品的销量而变化。为了解决单位成本的确定问题,成本导向的定价者只能假设产品价格不影响销售数量,销售量也不影响成本,这显然与实际情况相违背。因此成本导向定价法往往容易导致在市场疲软时定价过高,在市场景气时定价过低。

2. 需求导向定价法

也称为理解价值定价法,它是根据消费者所理解的价格,或者说是根据买主的价值观念来制定药品价格的一种方法。例如人们在药品使用上普遍存在的"普通药品价格以低为好,新特药品以价格高为优"的心理,就是这些药品的理解价值。

这种方法主要考虑企业外部因素,即以药品在市场上的需求强度为定价基础,根据需求强度的不同而在一定范围内变动。需求强时价高,需求低时价低,并不是根据当时的实际成本,而是以顾客对药品的"理解价值"来确定。

（1）销售价格倒推法

又称价值定价法、反向定价法、向后定价法,我国实际工作中俗称为"倒剥皮"定价法。它是按消费者能够觉察到的价值或者说可以看得见的价值为依据制定价格的方法。其基本特点是,不是以药品成本为依据直接制定出厂价格,而是先以市场需求状况、消费者所能理解的期望价格为基础,通过各种评估方法得到预计能够实现产销量目标、利润目标的市场零售价格,然后在此基础上推算出批发价格、出厂价格。

采用本方法的关键是首先要了解消费者的期望价格、能够接受的价格。当消费者对某种药品还没有形成明确定位时,企业可先利用市场营销组合中的非价格因素如展示、宣传等向消费者示范,使他们对药品形成一种较高的坐标观念。其次,分析流通环节的成本构成及费用多少,推算出该药品的生产价格的范围,即目标成本。再次,综合考虑成本和其他一些因素,最终制定出该药品的价格。这种方法的关键是对消费者理解价格的正确掌握和预测,过高过低都会影响今后药品的销售情况。

(2)需求差异定价法

这是按照不同市场、不同消费者对某药品需求的强弱程度,对同一药品制定多种不同的价格的定价方法。这些不同的价格并不反映药品成本的差异,而是体现不同市场对该药品需求的迫切程度的差异。这种定价方法有很大灵活性,在实际应用中应具体采取不同方式。

①以消费者为基础定价,如丰胸、美容、瘦身等一些女性产品,相对一般的药品,价格要高出基础价值很多。

②以地理位置为基础定价,在我国沿海地区比内陆地区经济发达得多,因而在价格的制定上也可不同。

③以时间差异为基础定价,不同药品在不同时间、季节的需求不同,因而可采用买赠等手段促销,其实是一种变相的价格调整。

④以药品为基础定价,即对不同批号或式样的商品(如普通型、加强型)制定不同价格,价格的差异并不以成本差别为基础,主要反映额外的心理需求。

以上定价方法须具备以下条件:①市场必须能够分割成几个不同的细分市场;②差别定价需不致引起顾客的反感或不满。因为实行这种差别定价,实际上是一种价格歧视。

3. 竞争导向定价法

竞争导向定价法是企业根据市场竞争的情况而制定药品价格的方法。该定价方法主要考虑的不是药品成本,也不是市场对药品需求的变动状况,而是以主要竞争对手的价格为定价基础,并以此来确定本企业药品价格。这种方法的特点是着眼于竞争者的价格,以竞争对手的价格为主要依据。一般有以下几种:

(1)与竞争者平行价格

这种形式又称为"流行水准定价"法或随行就市定价法。它是把本企业的药品价格跟上同行业的平均水平,即根据同行业平均定价水平作为本企业定价的标准。这是竞争导向定价的最普遍形式,适合本企业无法对顾客和竞争者的反应做出正确的估计,而本企业又难于另行定价,只能以平均水平定价,因此也叫做模仿价格。这种随行就市的定价方法,可以与同行和平相处,少担风险,可以获得合理收益,是较普遍的定价方法。

(2)低于竞争者的价格

企业想迅速扩大其药品的销售额,占有市场或扩大市场占有率,可采取此方法。采取这种方法的前提是竞争对手不会实施价格报复或者有能力抵御竞争对手可能实施的价格报复。因而必须慎重,否则极易引起价格战。

(3)高于竞争者的价格

企业生产或经营的药品质量上乘,并具有一定特色,企业声誉较高,如 CMP 企业,就可采用高于竞争者的价格出售,以谋取高利润。这种方法采用的前提是,该药品相对于竞争对手的药品有较为显著的优势,买主愿意付出高出竞争对手药品的价格来购买该药品。

4. 密封投标定价法

这是我国医疗机构普遍实行集中招标采购药品以来,医药企业必须采用的定价方法。在投标时,医药企业事先根据招标公告内容,对竞争对手可能的报价进行预测,在其基础上提出自己的价格,用递价密封标书送出。此时制定的价格,并不能完全体现企业的生产成本或市场需求。医药企业为了中标,通常要求其报价低于竞争者,但又不能低于一定的水平,最低的界限就是其生产成本。但从另一方面说,如果价格高于实际成本越多,则中标的可能性就越小。这对医药企业而言是个考验,且风险较大。

案例阅读

如何破解"价格高"与"不赚钱"

销售人员说得最多的两句话:"我们的价格太高!""客户说卖我们的产品不赚钱!"销售管理者面对"价格高"和"不赚钱"两大营销难题常常采取的办法是促销、返利或降价等措施。然而,反复采取这些措施后,销售人员说得最多的还是这两句话。乍一看,这是一件很普通正常的小事,其实是企业营销大事。解决"价格高"和"不赚钱"两大营销难题,其实,就是解决营销根本问题。

什么是营销?营销要解决哪些问题?营销就是要为客户提供三大利益,即物质利益、过程利益及关系利益。

物质利益就是客户卖我们的产品是要赚钱的,价格低、降价、返利、买一送一等就是让客户得到更多物质实惠和物质利益。但是,仅让客户得到物质实惠和物质利益是远远不够的,或者说这并不是营销要解决的问题。

帮助经销商解决销售和管理难题才是营销要解决的首要问题。客户在卖我们产品及与我们开展商业合作的过程中学到了东西,掌握了管理和营销的工具和方法,使得自身经营水平和盈利能力得以提高。也就是说,我们在给客户提供物质利益的同时,提供了比物质利益更加难以得到的过程利益。可以大胆地预见,哪家企业为客户提供的过程利益愈多,经销商和零售商就愈心甘情愿地卖哪家的产品,就愈推崇哪家企业。

为客户创造和提供关系利益是营销要面对和解决的另一大课题。试想:一个公司的产品质量最好,同时价格最低,我们还需要营销干什么?还需要业务员干什么?企业只需要在电视或者行业刊物上做广告,中间商、零售商看到我们的产品质量最好,同时价格最低,利润丰厚能赚大钱就会争着联系要卖;消费者看到产品质量最好,同时价格最低,能省钱买到更好的产品就会抢着买。很自然,产品一售而空,公司是没有必要聘用销售人员和开展营销活动的。

营销是干什么的?营销就是要在为客户提供物质利益的同时,能为客户提供更多的过程利益和关系利益。企业也只有在为客户提供物质利益的同时,又能为客户提供更多的过程利益和关系利益,才能真正破解所谓的"价格高"和"不赚钱"两大营销难题。

第十章 医药市场分销渠道

一、医药市场分销渠道

分销渠道,是指产品或服务从制造商流向消费者所经过的各个中间商联结起来的整个通道。这个通道通常由制造商、批发商、零售商及其他辅助机构组成,他们为使产品到达企业用户和最终消费者而发挥各自职能,通力合作,有效地满足市场需求。一个运作良好的分销渠道不仅要在适宜的地点,以适宜的价格、质量、数量提供产品或服务来满足市场需求,而且要通过渠道成员的各种营销努力来刺激市场需求。

分销渠道既是医药企业的经营特色,又是其市场营销组合中的一个重要环节,尽管企业的产品质量过硬,价格制定也合适,促销手段也得力,但如果分销渠道上出现问题,企业的产品也很难销出去。因此,对于医药企业而言,了解分销渠道的类型,合理选择合作伙伴,加强渠道的管理工作,不仅是企业进行市场营销的关键,而且是实现企业目标的关键。因为分销渠道既是营销通道,也是感触市场的"神经末梢"。因此,医药企业应充分重视分销渠道的建立与维护工作。

(一)分销渠道的含义

分销渠道是指产品(服务)从生产领域进入消费领域过程中,由提供产品或服务的一系列相互联系的机构所组成的通道。它是促使产品(服务)能顺利地经由市场交换过程,转移给消费者(用户)消费使用的一整套相互依存的组织。渠道成员包括:生产商、中间商、服务性企业和用户。

分销渠道的具体表现形式是一连串的组织与个人,他们与生产企业合作,使产品在市场上流通,并克服因地区不同所形成的在时间、需求、供应量上的差异。

(二)医药市场分销渠道的作用

1. 市场调研

收集、整理有关现实与潜在消费者、竞争者及营销环境的信息,并及时向分销渠道其他成员传递。

2. 促进销售

通过各种促销手段,以消费者乐于接受的、富有吸引力的形式,把商品和服务的有关信息传播给消费者。对于生产者而言,药品价值得到体现,再生产得以顺利进行;对于患者而言获得了药品,保健康复的需要得到了满足。

3. 寻求顾客

寻求潜在顾客,根据不同细分市场的特点,针对消费者提供不同的营销业务。

4. 分类编配

按买方要求分类整理供应产品,如按产品相关性分类组合、改变包装大小、分级等。

5. 洽谈生意

在分销渠道的成员之间,按照互利互惠的原则,彼此协商,达成有关商品的价格和其他条件的最终协议,实现所有权或持有权的转移。

6. 物流运输

商品离开生产线后,就进入了营销过程,分销渠道自然承担起商品实体的运输和储存功能。

7. 财务信用

分销渠道的建设与运转、职工工资支付、渠道成员之间货款划转、消费信贷实施都需要财务上的支持。

8. 承担风险

分销渠道成员通过员工分享利益的同时,还应共同承担商品销售、市场波动带来的风险。

(三)医药市场分销渠道的重要性

所有医药产品只有从生产者转移到医疗单位或患者手中,才能真正实现其经济价值和使用价值,而医药产品的转移途径即为分销渠道,故分销渠道对医药营销具有以下重要性:

1. 实现产品价值

只有通过分销,企业产品(或服务)才能进入消费领域,实现其价值。

2. 发挥渠道成员功能

充分发挥渠道成员,特别是中间商的功能,是提高企业经济效益的重要手段。

3. 降低市场费用

良好的渠道管理可降低市场费用,既为消费者(用户)提供价格合理的产品(服务),也为企业提高经济效益创造了空间。

4. 形成企业竞争优势

渠道是企业的无形资产,良好的渠道网络可形成企业的竞争优势。

5. 营销组合的关键

在营销组合中,产品是营销的基础,价格是营销的核心,渠道是营销的关键,促销是营销的手段。

由于医药产品是事关人的生命健康的特殊商品,为了保证医药产品的安全性、疗效可靠性,任何政府都用政策和法规手段干预和限制医药产品的流通活动。如对渠道成员都有严格的资格限制;对一些特殊药品垄断经营;促销和服务上的特殊要求等。

(四)医药市场分销渠道的基本类型

药品市场营销中按照国家有关规定,其 OTC 药品和处方药品在营销模式上有明显的区别,这两种分销渠道的区别将越来越明显甚至可能分道扬镳、各走各的渠道。

1. OTC 药品分销渠道的类型

OTC 药品与普通百姓生活联系较为紧密,大多数可以自我诊断与自购自用,因而社会零售药店就是其主要营销场所。OTC 药品营销的关键之一是寻找尽可能多的零售药店,拓展消费者与药品的接触范围。OTC 药品营销渠道类型主要选择以下几种形式:

(1)医药生产企业—零售药店—消费者

这是指生产企业将药品提供给零售药店,然后由药店营销给个人消费者。这是营销渠道中简单的营销渠道模式之一,其特点是没有中间商介入,由生产厂家直接向零售药店营销,因而利润空间相对较大。其条件是生产企业实力雄厚,必须在全国各地建有办事机构和营销网络,否则无法满足面广量小的繁琐送货、铺货、回款等工作。目前一般 OTC 药物或普通药品常采用这种营销渠道模式。

(2)医药生产企业—代理商—零售药店—消费者

在这种营销渠道中,医药生产者通过一定的代理商将药品营销给零售药店,然后再由零售药店营销给患者,这种类型的营销渠道适合生产 OTC 药品但又实力不足或没有自己营销网络的企业。

(3)医药生产企业—代理商—医药商业批发公司—零售药店—消费者

由于医药企业很少有自己的营销网络,所以只能借助于中间商的营销力量营销药品。首先寻找代理商,通过代理商去寻找商业公司,再借助这些商业公司的批发渠道向市场零售药店铺货,最后通过药店将药品营销给消费者。这种渠道模式是 OTC 药品和普通药品常用的营销模式。因为这两类药品单位价值小,但营销面广;零售药店众多而分散,生产企业无力也没有必要向城乡每一个角落的零售药店直接供货与回款,完全可以借助中间商的力量实现自己的产品营销目的。然而这种营销渠道模式的最大缺陷是生产企业市场营销主动权掌握在代理商手中,无法直接接触市场。因而当企业有能力组建营销网络时,应及时向下一种营销模式过渡。

(4)医药生产企业—医药商业批发公司—零售药店—消费者

这种渠道与前两种渠道相比少了一个代理商,而是由企业自有的营销力量与各地商业公司产生业务联系,并由商业公司自有的零售药店或其他专业零售药店向消费者营销药品。与第一种模式相比,它可以最大限度地借助于医药商业公司的营销渠道和营销力量,扩大产品的营销量,并且对营销渠道的控制力较强,利润空间也大,同时可以较多参与具体的市场营销活动,了解市场第一手信息,帮助企业做出正确的营销决策,因而是目前 OTC 药品和普通药品最常用的营销模式。

2. 处方药品营销渠道的类型

与 OTC 药品营销渠道相比,处方药品营销渠道与它有许多相似之处,主要差别是将渠道中的零售药店换成了医疗单位。表面上看只是简单地变换了最后营销地点,但由于这两种中间商类型功能与作用的不同,其营销药品的类型与促销工作的内容及方法等都有根本的不同。国家规定处方药品在使用时必须有专业医生的处方,因而其营销的地点主要集中在医疗单位(医院)里,所以处方药品与 OTC 药品在营销渠道类型上存在着较明显的差别。归纳起来考虑,其营销渠道有以下几种方式:

（1）医药生产企业—医疗单位—消费者

这也是一种由生产企业直接将药品供应给（进入）医院，再由医院在病人就诊时出售给个人消费者的营销渠道模式。这种渠道模式适用于需要进入医院营销的新特药品、进口药品、处方药品。采用的企业则需实力雄厚、管理规范，有自己健全的营销网络，能够承担繁重的发货、推广、回款等工作。需要指出的是这种渠道类型不一定在全国各地都适用，因为大部分地区规定生产企业药品不能直接进入医院，必须经过当地的医药经营公司。

（2）医药生产企业—代理商—医疗单位—消费者

这种营销渠道模式是医药生产企业通过合适的药品代理商，直接将药品进入当地医疗单位，再由医疗单位将药品出售给消费者。企业的市场营销工作由代理商全权负责，自己相当于一个生产基地。这种模式适合于需直接进入医院营销的一些新特药品、进口药品、处方药品、医疗器械类和市场营销能力不足的医药生产企业采用。

（3）医药生产企业—代理商—医药商业批发公司—医疗单位—消费者

这是目前医药市场上药品营销中较为普遍采用的渠道类型之一，适合于需要进入医院营销的处方药品、进口药和新特药品的营销工作，适用于整体实力较弱，不能在全国建立营销网络的企业。通常医药企业首先寻找合适的代理商，通过这些代理商的营销网络再通过各地医药商业批发企业的力量，将药品进入目标医院，生产企业配合商业公司做医院的推广工作。

这种形式既解决了生产企业营销能力不足的缺陷，又可满足医疗单位用药品种杂、数量多的要求。因为生产企业多为零星分散，品种单一，需要药品批发商将集中起来的产品供应医疗单位。这是多数生产企业和医疗单位都认为理想的营销渠道，但缺点是这种渠道较长，环节相对较多，从而增加了流通费用，提高了药品价格，此外由于市场营销的主动权掌握在代理商手中，企业对营销渠道的控制能力相对较差，不利于企业的长远发展。因此当生产企业的实力较为雄厚，能够直接进行市场营销工作时，一般可采用下面一种渠道模式。

（4）医药生产企业—医药商业批发公司—医疗单位—消费者

这种营销渠道模式是目前处方药品、进口药品、新特药品营销工作中最为普遍的营销模式。通常做法是由企业与医药商业公司签订营销合同，由医药公司销往医院，并负责与医院间的货款结算工作。

生产企业与商业公司发生直接货、款往来关系，企业的医药营销人员帮助商业公司做医院的药品推广工作。国家也提倡这种营销模式，它既能保证药品的质量，又可避免企业间愈演愈烈的促销不正之风。对于生产企业而言也是大有好处，既减少了药品营销的工作量（只要与一家或几家当地医药公司发生业务联系），又能直接掌握了解药品的市场营销情况，也可以在必要时通过自己的医药营销人员的促销工作提高药品的营销量。

以上营销渠道是药品营销活动中常见的营销模式，医药生产企业可根据企业的实际情况合理地选择应用。

二、医药中间商

（一）医药中间商的含义

医药中间商是通过医药商品买卖或提供服务来促成医药商品买卖的经济组织，通常指进行医药产品代理、批发和零售的专业医药公司或医疗单位，它是联系生产和消费的中间环节，因此人们才习惯上称之为中间商。

中间商是社会分工和商品经济发展的产物,它存在的必要性在于它有助于解决生产与消费之间在时间、地点、数量、品种方面的矛盾,节约社会劳动力,提高营销效率。

(二)医药中间商的功能

1. 药品的营销与促销

医药中间商是从事医药批发零售业务的专业性企业,单就批发商而言,通常为了能够很好地营销药品一般都建立有健全的营销网络,与零售商之间存在着长期的业务关系,相互信任,并有一批专门从事药品批发工作的专业人员。医药生产企业完全可以借助于这些专业机构的力量,使药品能够快捷、平衡地到达最终消费者手中。

2. 整买零卖

医药中间商有助于解决药品生产与消费之间在数量、品种、规格、时间与地点上存在着的矛盾。单个生产企业的特点是品种少、数量大、规格少;而消费者的要求则是多品种、多规格、数量少。这种生产与消费上的不协调,只有依靠医药中间商的力量才能使双方满意,首先发挥其"蓄水池"的聚合功能,吸纳各个生产企业的药品;然后发挥其平衡分配功能,按消费者的需要将各种药品组成一个个有特殊要求的组合,出售给消费者。

3. 仓储与运输

生产企业的药品进入医药中间商渠道的仓库进行仓储时,实际上已成为生产企业仓储与配送功能的进一步延伸。由医药中间商储存药品,可降低生产者的存货成本和风险。另外,由于中间商比生产者更接近消费者,因此可以提供更快捷的运送服务。

4. 融资功能

中间商的融资功能从理论上讲应包括两个方面:一是中间商向生产者预购,就可以资金方式帮助生产者,对企业而言是融资;二是生产者在一定信用额度内赊销药品,对中间商而言也是融资,即可解决中间商资金的不足。现实情况是后一种情况较为常见,对于医药生产企业而言压力较大。如何解决这种无奈的资金沉淀,减少呆坏死账的数量,也是医药生产企业的现实问题。

5. 分散风险

药品市场存在中间商后,生产者就将部分商业风险分散到了批发商身上,因为生产企业只要与批发商发生业务联系,可一定程度上避免医院拖欠货款的风险。但要想将风险全部转移到中间商身上而生产企业则完全避免是不可能的,因为我国药品市场的供求态势决定了中间商也会就风险分担问题与生产者协商解决。

6. 信息沟通

医药中间商处于生产者与消费者中间,它既能将生产信息通过各种方式传递给市场从而促进市场需求,又能将市场信息反馈给生产者,以便于生产者及时调整生产计划。

(三)医药中间商的类型

1. 医药批发商

医药批发商是专门从事药品批量买卖的中间商,主要由各级各类医药商业经营批发公司组成。具有以下特点：处在药品流通的起点和中间的环节；营销对象是医药单位、其他批发商、医药零售商和生产企业等间接消费者；交易有一定的数量起点，交易次数少、批量大，多以非现金结算为主。

2. 医药零售商

医药零售商是向最终消费者提供医药商品和服务的中间商，在我国目前它由各种药品零售药店和各级各类医疗单位（医院、诊所）组成。随着我国医药市场日趋规范，OTC 药品的零售商除了目前的社会零售药店外，还可能进入各种超市和便利店（需要具备一定的国家规定的具体条件并严格按批准药品范围经营）。医药商品一经与零售企业联手，就将很快进入消费领域，实现其社会价值。其具有以下特点：处于商品流通的最终环节；营销对象是直接消费者；经营特点是批量进货、零星营销，交易次数多，金额小；其经营场地与服务质量的高低，对药品营销的影响很大等。

3. 医药代理商

医药代理商是指受委托人委托，替委托人采购或营销药品并收取佣金的一种中间商，一般由医药商业公司或个人组成。代理商与批发商的主要区别是它不拥有药品的所有权。医药代理商按一定标准可分为如下几种：

（1）产品代理

具体表现为采购代理和营销代理。采购代理通常与委托人有长期的供进货、验货仓储和送货、信息、产品选择等服务；营销代理则帮助生产者营销全部或部分药品，它对价格、付款及其他营销条件等方面有较大的权力，其功能相当于生产者的营销部门。

（2）区域代理

全国总代理和地区总代理，由于地区范围的不同，其营销权利与义务也不相同。有实力的医药商业公司倾向于做全国总代理，全权负责全国的市场开拓、营销工作，药品的价格制定、实物配送、资金回笼、售后服务等都由代理商承担。当然代理商的义务是确保在一定时间内达到一定的营销额。从这一点上考虑，一些实力相对较弱的公司就退而求其次，承担一定地区营销代理的角色。而医药生产企业则会依照自己不同的市场战略进行选择。

三、医药分销渠道决策

（一）影响医药分销渠道选择的因素

医药企业要把生产的药品及时地推销出去，必须正确地选择分销渠道。而在选择分销渠道之前，必须认真分析和研究影响分销渠道的因素。

1. 市场因素

是影响医药企业正确选择分销渠道的重要因素之一，市场的性质决定分销渠道策略，具体应考虑以下几个方面：

（1）市场需求量及单次购买量的多少

如果市场需求量大而单次购买量小，应选择长而宽的分销渠道，以扩大市场占有率；如果市场需求量小而单次购买量大，应选择短而窄的分销渠道。

(2)潜在顾客的状况

如果潜在顾客分布面广,市场范围大,就要利用长渠道,广为推销。

(3)市场的地区性

目标市场聚集的地区,分销渠道可以短些,一般地区则采用传统分销渠道,即经批发商与零售商销售。

(4)消费者购买习惯

对于一般常用药物,价格低廉,顾客无需仔细地选择,要求购买方便,希望随时就近购买,因此,应选择长而宽的销售渠道,销售网点也尽量分散;而对一些价格昂贵的特殊药品等,一般应选择短而窄的分销渠道。

(5)市场需求的季节性

很多产品在销售市场往往有淡季和旺季之分。一般淡季时销售渠道可短些,旺季时应扩大销售渠道,充分利用中间商的作用。如清凉油、风油精之类,夏季是其销售旺季,市场需求量很大,销售时间集中,这时应多采用广泛的分销渠道,充分发挥中间商的作用。

(6)竞争者的分销渠道

同类产品一般要采取同样的分销渠道,比较容易占领市场。一般说来,医药企业应尽量避免与竞争者使用相同的分销渠道,除非企业的竞争能力超过竞争对手。

2. 产品因素

医药产品本身的特点对分销渠道的决策起着决定性的作用。产品因素主要考虑以下几个方面:

(1)医药产品价格

一般说,医药产品价格越高,就应减少销售渠道的环节,可采用直接销售或只经过很少的中间环节,以避免最终售价的提高而影响销售;反之,价格较低的产品,其利润较低,需要大批量销售方能赢得一定的利润,只有广泛采用中间商销售,才能扩大销路。

(2)医药产品的重量和体积

由于产品的体积和重量会直接影响到产品运输费用和储存费用,因此,对于体积大的重型产品,应选择直接供应或中间商极少的间接渠道;小而轻的产品,则可以选择较长的分销渠道。

(3)医药产品的技术性和售后服务

技术性强、对售后服务要求高的产品或需要经常保养的产品,分销渠道要短。对于技术极为复杂产品,或者是售后技术服务非常重要的产品,应尽量由生产企业直接供应用户;如果确需通过中间商推销的,生产部门应设立专门的技术服务网点,以方便用户。

(4)医药产品的时尚性

时尚性较强的产品,如营养口服液或保健食品,应快产快销,缩短销售渠道,加速产品周转。

(5)医药产品的保质条件和易损性

对有效期短的药品,应选择尽可能短的分销渠道,以便及时销售;对于易毁的医药产品,如必须在低温下保存的药品或储存养护要求高的药品等,也不易采取过多的中间环节转手,以减少上下搬运中的损耗。

(6)医药新产品

为了较快地把新产品投入市场,占领市场,生产企业应组织推销力量,直接向消费者或利用原有分销渠道销售。

3. 医药企业自身因素

（1）企业实力

企业实力主要包括人力、物力、财力，如果企业实力强，可建立自己的分销网络，实行直接销售，否则应选择中间商推销产品。在一般情况下，企业规模大，资金雄厚，市场声誉高，对分销渠道就有更多的选择余地，甚至可自立销售机构，不需任何中间商；而对资金有限的中小企业来说，一般必须充分依靠中间商的力量。

（2）企业的管理能力

企业的营销管理能力较强，市场营销经验丰富，可采用短的分销渠道；相反，则应尽可能利用中间商进行销售。从我国目前情况看，大多数企业只具备生产管理能力，但缺乏销售业务管理能力和营销经验，因此，大部分产品还必须依靠中间商进行推销。

（3）企业对渠道的控制程度

有些企业为了有效控制分销渠道，宁愿花费较高的直接销售费用，建立较短而窄的渠道。也有一些企业可能并不希望控制渠道，则可控制销售成本等因素而采取较长而宽的分销渠道。

（4）企业的售后服务能力

如果企业有强大的售后服务网络，那么企业可采取直接分销渠道，反之，企业应利用中间商帮助其销售。

4. 其他因素

商品销售渠道，除受上述因素影响外，还受其他一些因素的影响。如交通运输条件，国家对有关商品的购销政策、价格政策、法令、条例等。这些都是企业选择分销渠道时应认真考虑的。特别是政府有关立法及政策规定，包括财税政策和整顿药品市场的一系列法律法规。

（二）医药分销渠道的管理

医药企业选定了某个渠道方案后，就要着手建立渠道，实施对渠道的管理。渠道管理包括对中间商的选择、激励和控制等环节。

1. 选择中间商

首先要确定其能力的标准。对不同类型的中间商以及它们与企业的关系，应确定不同的评价标准。这些标准包括 4 个基本方面：

（1）中间商的销售能力

要了解该中间商是否有训练有素的销售队伍、其市场渗透力有多强、销售地区有多广、曾经销售哪些其他产品、能为顾客提供哪些服务，等等。

（2）中间商的支付能力

为确保销售商的财务实力，要了解该中间商是否有足够的支付能力。

（3）中间商的经营管理能力

要了解中间商的管理人员是否有足够的才干、知识水平和业务经验等。

（4）中间商的信誉

要了解该中间商在社会上是否得到信任和尊敬、是否愿意和生产厂商真诚合作，等等。要了解中间商的上述情况，企业必须收集大量的有关信息。如果必要的话，企业还可以派人对被选取的中间商进行直接调查。

2. 激励中间商

生产厂商必须不断地激励中间商,促使其做好工作。尽管生产企业和中间商签订的合同里面已经规定了中间商的责任和义务,这些义务还必须通过生产企业的经常监督和鼓励才能更好地实施。激励中间商的方法主要有:

(1)做必要的让步

了解中间商的经营目标和需要,必要时可做出一些让步来满足中间商的要求,以鼓励中间商。

(2)提供优质医药产品

提供市场需要的优质产品,是对中间商最好的激励。医药生产企业应该把中间商视为消费者的代表,只有当生产企业提供适销对路的优质产品时,这些医药产品才能比较顺利地进入最终市场。

(3)给予各种权利

给予中间商适当的权利,如独家经销权或者其他一些特许权。中间商经销商品如果利润很少甚至亏损,他们的积极性自然不会高。在一个市场上授予某个中间商以独家经销权,可以在广告和其他促销活动方面得到该中间商较大的支持,当然这应视具体的市场条件而定。

(4)共同进行广告宣传

当医药生产企业进入一个新市场时,其商标通常不为当地人所知晓,因而中间商一般不愿意经营这种产品,除非生产企业提供强有力的广告宣传支持,提高商品的知名度。

(5)进行人员培训

生产企业也可以向中间商提供培训和医药咨询服务等帮助。

3. 渠道控制

中间商都是一些独立企业,不是医药生产企业的从属机构,所以,生产企业要控制全部渠道是比较困难的。有些企业解决这一问题的方法就是建立自己的分销机构,但是采用这一做法的成本很高;有些企业则是通过特约代营或独家经销等方式,通过第一级渠道环节来控制整个渠道,但并不是每个生产企业都能够控制渠道的,这取决于生产厂商的实力、信誉以及市场条件等多种因素。但是,一般来说,能够成功地控制渠道的企业往往能够在市场上获得成功。

要控制渠道,首先要让各个中间商了解企业的营销目标;其次要确定评价中间商工作绩效的各项标准,包括:销售目标、市场份额、平均存货水平、向顾客交货时间、市场成长目标、广告宣传效果等。标准越具体,评价起来越容易。

下一步就是企业定期按一定的标准衡量中间商的表现,检查中间商的销售额、市场覆盖、服务、付款以及利润等方面的情况,然后对那些成绩不佳的中间商进行分析诊断,并采取相应的激励措施。一旦渠道控制失灵,就应该考虑更换中间商。

4. 渠道调整

医药生产企业的任务不能仅限于设计一个良好的分销渠道,并推动其运转。随着市场的变化,对分销渠道系统还要定期进行调整,适应市场的新动态。渠道调整有3种不同的方法:增减个别渠道成员,增减某种市场渠道,或者干脆创建一个全新的分销系统。由于某个中间商的经营不善而影响整个渠道的效益时,企业可以考虑淘汰该中间商,调换新的中间商。有时生产企业会考虑停止使用某种类型的销售渠道。

四、医药企业自有营销网络的建立

在医药行业中,建立医药企业自己的营销网络是行业的发展趋势。药品营销网络的基本模式是医药企业按照营销区域范围为标准建立一定数量的营销大区,在相关地点设立办事处或办事机构,配备相应的医药代表,配合中间商针对不同类型的客户(零售企业或医院)分别进行具体的推广工作,以提高产品的营销量和市场份额。

(一)营销区域的建立

营销区域在医药企业中有的称为大区,有的称为片区,还有的称为地区,医药企业有的只设立其中一种,有的几种兼而有之。营销区域表面上看是企业产品营销的地域范围,但实际上是指一定时期内分配给营销部门、营销人员的一组显在的和潜在的客户,它可以用中间商的数量来表示,也可以用药品最终消费者的规模来衡量。由于企业营销人员通常被分配到某省、某市开展营销工作,因而药品营销工作中人们常用地理区域来替代营销区域。对于医药企业而言,建立合理的药品营销区域有利于明确营销人员的责任权利,不仅使营销人员责任明确,保证销售目标得以落实,同时可按销售业绩合理计算分配营销人员的报酬奖励,使每位营销人员心悦诚服的努力工作。

1. 营销区域设立的原则

在设计营销区域时应考虑的因素有营销区域目标、营销区域边界、营销区域市场潜力、营销区域的市场覆盖面。合理营销区域的标准至少是:每个营销人员有足够的营销量以取得合理的收入,每个营销人员有足够的工作任务,每个营销人员都认为区域分配是合理的。

医药企业划分营销区域的根本目的是针对不同地区的市场与客户的特点进行相应的推广工作,将营销工作做精做细,以提高本企业产品的市场占有率。因而营销区域通常是按地理区域划分,一般按省、市、自治区或国家自然行政区域为划分标准。按地理区域划分营销区域有很多客观基础,一是药品的营销通常是以地理区域为基础,二是中间商的营销网络也是按地理区域布置,它的覆盖面通常以当地为主,无论是药品零售企业还是医疗单位,其消费者普遍带有地方特色。设立企业营销区域总的要求是有利于客户的管理和药品营销工作的开展并使营销量不断提高。

2. 营销区域的划分

主要根据药品营销的地区分布、各区营销数量而定,一要适当考虑营销区域间工作量的大体均衡,并以此为标准进行相应的调整。在划分过程中需灵活掌握,如某一城市药品营销量所占比重很大,就可单独设立一个区域;一些营销量较小的城市或偏远地区则可合并为一个营销区域。

3. 办事处地点的选择

需要满足既与企业总部联系方便、又能实际有效地管理与控制本地区营销工作的要求。通常选择标准为:以企业所在地为中心均匀分布;先中心城市后外围城市,以中心城市为主;充分考虑交通、生活等成本及市场竞争等因素,特别是一些药品营销中的兵家必争之地,企业在此设立办事机构有利于及时监测竞争者的一举一动,针对性地采取相应的竞争策略。

4. 办事处人员编制

必须考虑营销人员的工作量,即为占领药品市场营销人员必须做的工作。一个营销区域如果人员配备过多,会使每一个营销人员的工作量不饱满,人浮于事,白白增加企业薪金报酬开支;如果配备太少,则客户照顾不过来,留有市场空白点,给竞争对手以机会,不利于本企业药品市场占有率的提高。

(二)区域经理的工作规范

医药企业营销区域是医药营销工作的具体操作场所,区域经理(办事处主任)是医药企业营销力量的管理中坚,他肩负着完成本地区营销任务,管理好企业资源,提高市场份额的重任。因而合适的经理人选是营销区域工作上档次的重要条件,同时区域经理的工作及能力也应有一定的规范可循。

(1)了解本地区营销环境、营销信息,使本地区的营销策略时刻与消费者保持一致,保证本地区营销策略的正确性、科学性。

(2)制定完成地区营销任务所需要的工作计划。当企业下达给地区的营销任务确定后,区域经理(办事处主任)需要根据本地区的实际情况,制定周密详细的地区计划(包括营销计划、回款计划、费用开支计划、人员培训等),以确保地区计划的顺利完成。需运用计划技巧设定明确目标,编制预算并获得企业最后批准,同时制定具体行动计划以决定详细步骤。

(3)为保证地区营销计划的顺利实施,必须筹集经营活动所需资源并加以合理使用,其中重要的一项就是营销队伍的组建工作,包括甄选、聘用、训练下属营销人员。

(4)领导地区营销工作顺利进行。其工作包括协调有关单位、人员进行营销工作;指导与协助下属营销人员合理、正常工作;激励、支援下属做好工作等。

(5)管理控制已执行的情况,比对计划内容,了解计划实施情况,评估每个营销人员的绩效及检讨得失,指导营销人员采取修正行为,以利于下一计划的更好执行。

(6)具有一定的人格魅力,能团结、任员工,乐于关心、帮助别人。工作中大公无私,公平公正;具有让员工信服的领导能力。

(7)对自己的工作能力充满信心,并能不断改进工作作风,乐于接受工作的挑战。

(8)具有良好的口头及书写技巧,合理处理各种人际关系、地政关系。

(9)具有较好的思辨能力,时刻保持思维的敏捷、头脑的冷静。

(10)创新意识强,对环境变化适应性良好。

(三)区域业务管理

1. 制定计划

良好的地区计划能起到事半功倍的作用,能合理配置、有效利用有限的地区营销资源,使营销工作有章可循。制定地区营销计划需要通过的程序是:在详细调查研究的基础上对营销环境、竞争状况、市场份额、消费动态等进行具体分析,判断存在的问题与可利用的机会,并根据企业总体要求,考虑地区营销资源,确定地区的营销目标。

2. 在职培训

区域经理是营销技巧的最佳在职培训者,一方面可通过示范推销作为新进人员的学习榜样,另一方面通过伴随新进人员进行客户访问,以观察其实际营销推广行为,访问后立即进行必要的评议指导,以提高其实战水平。需要注意的是应尽量营造融洽的学习气氛,互相切磋并提高推销技艺,为完成企业营销目标做贡献。

3. 营销人员的考核与激励

医药行业中营销人员的流动性很大,一些医药企业几乎成了外资医药企业的营销人才培训学校,这对于国有医药企业而言无疑是一个巨大的损失。因而如何吸引并留住营销人才,是医药企业需要采取有力措施解决的问题。

(1)薪金管理

是营销人员管理的重要内容之一,有效的薪金制度能极大地提高营销人员的工作积极性。因而,必须严格执行公司的薪金条例,坚持工作业绩与报酬密切联系、赏罚分明、物质奖励与精神奖励并重的原则。

(2)激励措施

在营销人员管理工作中,应充分认识到人的各方面的需要,互相尊重,激发其内在动力,采用合理的激励组合,以达到综合效果。地区领导应承认下属的贡献,尊重其自我计划,尊重其应有的私生活,关心其家庭成员。建立融洽工作氛围,经常与营销人员进行深度沟通,才能使激励措施深入人心。

(3)业绩考核

认真执行企业的有关考核制度及标准,在初期就应使营销人员明确考核目标,使用统一的考核表,及时记录其工作业绩,管理人员应建立例行的考核面谈制度,随时指出其不足,以提供自我检讨和改进的机会。要去除业务考核的神秘感。考核时应充分肯定其成绩,帮助其找出问题以便日后改进。绩效事实记录存档,并呈报上级有关部门。

(4)考核后的追踪

通常采用的方法有伴随访问、个别指导、帮助改进等措施。

4. 团队营销活动的管理

团队营销活动是医药企业常用的药品推广方法,在地区营销工作中,占有重要地位。首先应根据实际需要确定举办方式、内容、时间、地点、场所;确定邀请人员、主持人、程序。团队营销活动计划需呈报公司总部批准并取得相应经费。地区经理的职责是训练营销人员有关团队营销技巧,让参加者观看,熟悉即将使用的视听材料,事先认真查验视听器材并掌握其使用方法,对推广过程进行事先模拟演练以做到万无一失。

5. 其他业务管理

在地区经理管理工作中还包括策划主持地区业务会议,填写公司规定的各种报告与业务报表,建立地区营销业务档案,维持地区经销关系等等。

案例阅读

分析软文

软文的局限性

1. 可读性差

新闻稿件必须要能激起读者的阅读兴趣,它所反映的内容必须能满足读者的猎奇欲,但由于大多数软文带有明显的、明确的广告目的,写法停留在产品介绍等较低层次上,显得语言干瘪、面目可憎。

2. 准确性差

出于鼓动消费者的目的,软文在制作上通常或夸大其辞,或弱化负面影响。这使其顾此失彼,想有所创新却适得其反,缩小了企业的回旋余地。更重要的是,不真实的新闻极容易引起读者的逆反心理。读者需要猎奇,但如果新奇得超出了他们的想象,就会引起反感。

3. 立意不高

软文的"通病"就是直来直去、就事论事,毫无立意可言。

软文发布中存在的几个误区

误区1:有些人认为发布软文的成本比广告低,但是实际情况可能与直观感觉大相径庭。统计显示:省会报 700~800 字的软文,报价可达到 3000~4000 元;也有以面积计算,如千字以内 50 元/cm²;也有标题另算,如 20 元/字。一个"豆腐块"(一般 500~700 字)的费用约在 2500 元左右。同时,如果没有相当的频次,基本上是没有效用的,如若软文的可读性不过关,有数量没质量,造成的隐性浪费更大。

误区2:软文要避讳品牌吗? 正确的态度是积极地利用优化的传播途径,以消费者接受的传播方式,为消费者提供尽可能多的有效信息。

软文应软化

1. 原创性

软文的内容如果停留在"夸耀"的层次,极易招致读者的反感。许多软文充斥着"第一"、"最佳"之类的字眼,其歌功颂德状恐怕连撰写者自己都会怀疑文章的可信度。

2. 软文应达到在资讯发布和接收上的双赢,既帮助厂商达到目的,又为媒体和读者创造价值。软文的"软化"可以理解为一个向新闻无限逼近的过程,最理想的结果就是"软化"成一个真正的新闻。

"软化"软文的方法

1. 好标题是成功的一半

简单、明了、吸引人的标题将决定读者第一时间做出是否继续阅读的判断。

2. 软文的类型与版面区隔

不同的媒体、版面都有不同的侧重点和定位。因此,软文已经进入到了细分时代,不能再普遍撒网粗放型地投放,创作也必须度身定做。比如对于时尚类的版面,更多地强化产品人性化的性能、外观;对于市场类的版面,注重分析市场的趋势、策略;对于行业类的版面,应该进行品牌方面的诉求,等等。

3. 与记者、编辑的深度沟通

记者和编辑从新闻职业的角度提出修改建议是十分必要的。此外,和新闻人员交流也有利于激发撰写的创意灵感。

写作软文的基本思路

1. 逆向思维法

遇到事情倒过来想一想,从相反的方向来考虑问题,从而发现别人没有注意到的新鲜事物,或者找到别人没有采用过的表达形式。

2. 发散思维法

就是以一个目标为中心，把思路向四面扩散，沿着不同的方向、不同的角度考虑问题，从多方面寻找解决问题的方法。

3. 统摄思维法

这是一种驾驭、吸收、凝聚各种信息，并对信息进行集中、分析、归纳、整理的思维方式。在此基础上，根据新闻价值观做出正确的概括。

第十一章　医药营销人员的职业素质

医药营销人员是医药企业对一线销售人员的称谓。医药营销人员是指医药企业为推销自己的药品而招聘的药品宣传和推销者,是医药企业和医院之间的桥梁。

医药营销人员的产生,是市场经济发展和供需见面的必然产物。医药营销人员专业化的工作,促进了医生和药师对新药品和治疗动态的了解,推动了我国临床用药水平的提升,在一定程度上他们还提高了医务人员的观念更新。医药营销人员的日常工作是拜访医生和药师,这一职责在国内外并无差异。但由于中国的医药营销人员肩负着销售指标的压力,因此,医药营销人员的工作是对个人素质和进入条件要求较为严格的职业之一。

一、医药营销人员的基本素质

(一)医药营销人员的作用

(1)在医药企业中医药营销人员一方面通过把药品销售给客户,从而获取收益,实现企业利润目标及支出的平衡。另一方面可以将市场、医生及患者的意见和信息及时地反馈,为企业提供参考意见。因此,医药营销人员也是企业和社会联系的桥梁,是医药企业了解市场的眼睛。

(2)代表企业与客户建立良好的关系

医药营销人员对外推销药品、洽谈业务时,往往是作为企业的代表。医药营销人员要能了解并执行企业的基本策略和方案,使客户感到满意,对企业要有信心,这样的医药营销人员真正地代表了企业利益。一个好的、出色的医药营销人员能够了解和解决客户的疑难问题,建立与客户间的良好关系,提高医药企业的信誉度。

(3)促进新产品的研发

要保持企业的不断成功,产品的创新是必不可少的环节。但几乎每一种新产品的问世都急需一个有朝气、有创新性的销售方案和销售队伍,才能使销售达到理想的水平。因此,高水平的销售能力对新产品和开发人员而言是很大的激励;另一方面,身处第一线的医药销售人员,可随时为研究与开发工作带来有关消费者对产品使用后的大量反馈信息,以及消费者对一些产品的需求及希望产品达到什么样的要求,这对研究与开发工作本身具有很大的引导和促进作用。

(4)医药营销人员是战胜竞争对手的先锋

当竞争对手提供的药品类型与药品质量和本企业差不多的时候,医药营销人员就成为竞争成败的主要条件。因为这时候本企业的药品本身已经没有什么优势,那么就需要医药代表创造服务优势。有时一个能为客户解决财务或技术困难的医药营销人员对企业来说,更是一个重要的资产。优秀的医药营销人员能适时有效地拜访潜在的客户,增强企业与顾客之间的感情,为顾客提供满意的服务,创造优良的销售业绩,从而使企业战胜竞争对手。

(二)医药营销人员的形象礼仪

如果要医生接受医药营销人员所推荐的产品,首先要让医生接受营销人员本人。所以医药营销人员要建立自己的可信度,从穿着、举止、守时性、礼貌、守本分、认识顾客的地位等方面使自己符合顾客的期望。尤其是对第一次见面的医生,医药营销人员要更加注意自己的礼节,因为你没有第二次机会去建立自己的第一印象了。

1. 男性的穿着

(1)男性在拜访客户时应穿西装,西装质料要好,熨烫笔挺,深颜色较稳重,蓝、灰、咖啡等颜色为宜。上、下装的款式与颜色要配合,大小适中。

(2)衬衣素色、条纹均可,避免格子,首选纯棉质地。领子不可太大或太窄,袖子的长度应在腕骨下,要烫得笔挺。长脸的人不宜穿宽领衬衫。

(3)领带宽度要适中,花色宜素雅,长度盖到裤带口上,不可斜歪。

(4)裤子长度刚盖住鞋面为好,裤腿不可太宽或太窄。

(5)鞋和袜子要深色,皮鞋要擦亮。

2. 女性的穿着

(1)女性应穿有气质的衣服,这使你的形象显得高贵。衣服的颜色必须与肤色调和。上班族的职业色彩大都是深色的,看起来要显得稳重大方。

(2)裙子的长度应该略低于膝盖。

(3)鞋子颜色最好能和皮包相配合,过高的高跟鞋、凉鞋、无后背鞋都不是正式的装扮,会破坏整体形象。不论你穿什么,只要鞋子蒙尘,你就光彩全无了。

(4)皮包最好是深棕色或黑色,因为这些颜色与衣服比较容易搭配。

3. 专业性的形象

(1)眼神视线要和蔼地接触对方的眼睛或额头,以关心的眼光,略带轻轻的微笑。

(2)手指保持干净,应注意随时洗手。指甲要经常剪短,留指甲者应小心清除污垢。

(3)距离应维持1～1.5米最恰当。尤其是有口臭或抽烟的人应该自觉而不可太接近对方,以免造成厌恶的反应。

(4)头发梳装修剪整齐,选择素色或素花的袜,不能有破洞,脱鞋时小心臭味。

(5)胡须每天要刮干净,留胡须不易被接受,若留胡须,要每天整理干净。

(6)女性化淡妆,涂口红,洒清淡的香水。不化妆或浓妆都不好。

(7)装饰品要小心佩用,原则上不要过分夸张,太贵重的会误导别人对你的印象。

(三)医药营销人员应具备的能力

医药营销人员应该具备的能力概括起来有10条,可以称为医药代表成功的"十大能力":

1. 产品知识运用能力

医药营销人员必须具备基础的医药学背景知识和基本的市场学知识,与产品相关的知识能够熟练运用,这是最重要的能力。

2. 计划和组织能力

成熟的营销人员需要独立完成药房管理计划、产品拜访计划、组织促销活动计划。

3. 时间管理能力

表现在医药营销人员能否合理运用时间管理原则,在每月拜访计划制定、每日完成平均数量的时间分配中,根据潜力不同,体现对重要客户的集中投入与优先原则。

4. 客户管理能力

医药营销人员需要掌握专业化的客户管理技巧,运用有效的沟通技巧,不断改善客户关系,深度开发重要客户的潜力。

5. 区域管理能力

医药营销人员应该选择合适的客户,确定合适的拜访频率,并且通过有效的活动在负责区域中实现销售目标。

6. 分析能力

医药营销人员要善于分析销售结果,通过各种信息综合判断、寻找、发现销售机会,解决关键问题。

7. 竞争性销售能力

成熟的医药销售人员必须熟悉竞争产品的相关知识,灵活运用主动攻击和防御技巧。

8. 专业产品拜访能力

这是医药营销人员必须不断提高的销售技能,目的性开场白、探询和聆听、产品特性利益转换、处理异议和主动成交的每个环节都要求医药营销人员熟练掌握其技巧。

9. 群体销售能力

医药营销人员应加强交流合作,具有团队精神,共同完成销售活动。

10. 领导能力

医药营销人员的基本工作是通过管理区域中的客户完成的,领导能力有利于更好地完成药品销售工作。

(四)医药营销人员正确的工作态度

与医药营销人员相关的正确工作态度有十条,即医药营销人员成功的"十大态度":①成熟;②诚实;③守信;④主动;⑤守时;⑥有紧迫感;⑦工作热情;⑧有进取心;⑨敢于承诺;⑩具有奉献精神。

二、医药营销人员应掌握的知识

医药营销人员是完成医药销售的重要中间环节,因而医药营销人员不仅应真正了解零售商和消费者的需求与欲望,同时还应将产品及市场动态做深入研究,因为现今的消费者希望营销人员有深度的药品知识。能提供主意改进消费者的选择,是有效和可依赖的销售方法。

(一)企业概况和企业文化

1. 企业概况

作为新招聘进来的医药营销人员,表明他已成为企业的一名成员,作为企业的员工,有权利、也有义务了解企业的状况,如企业的历史、发展现状、经营目标、组织机构及相关的规章制度等,特别是与工作密切相关的各项制度和政策,如价格、折扣政策,供货要求和标准,客户档案的运用和管理,促销活动的安排和实施制度,宣传品和礼品的发放制度等等,也都需交代清楚。对企业的内部相关情况有所认识,一方面会有助于医药营销人员充分地调动和利用内部资源,为目标对象提供更好的服务,解决各种问题;另一方面,也能把医药营销人员融入企业的氛围,使其有一种大家庭的感觉,这对于鼓励和激励医药营销人员会有很大的帮助。

2. 企业文化

企业的员工来自不同阶层,每一个员工都有不同的家庭背景,每一个人的成长过程和社会经历都有不同之处,因而,各个员工所持的价值观念、工作态度和处事作风都会有所差异。新员工需要有一个在新的环境中适应和同化的过程。这个过程是双向互动的,一方面是企业要使新员工了解和熟悉企业的经营目标和企业文化;另一方面,新员工在了解企业经营目标和企业文化的过程中,要尽可能地将企业文化融合到自己的工作当中去。

企业文化是指企业及其员工在生产经营和企业管理中逐步形成的共同理想、作风、价值观念和行为准则,是一种具有企业个性的信念和行为方式。企业文化包括价值观念、企业精神、制度规范、习俗仪式、英雄人物、企业环境等。

(1)价值观念

价值观念体现了一个企业的基本概念和信仰,反映了企业内部衡量事物重要程度及是非优劣的根本标准,因而是企业文化的核心和基石。

(2)企业精神

企业精神是指企业及全体职工共同具有的精神状态和思想境界,它是在价值观念的基础上进行塑造的。塑造企业精神则更能激发职工的主观能动性、鼓舞士气,在企业中形成一种高昂的、充满进取精神与活力的精神氛围,增强企业的凝聚力和职工行为的一致性。

(3)制度规范

制度规范是企业内部按照组织程序正式制定的、成文的规章和规定,如人事制度、奖惩制度等。

(4)习俗仪式

包括企业内带有普遍性和程式化的各种风俗、习惯、传统、典礼、仪式等。习俗仪式是企业在成长和发展过程中长期积累、反复重复而逐渐形成的,通常通过各种活动和日常的例行仪式表现出来,如升旗、唱厂歌、职工集体庆祝生日等。具有鲜明文化特色的企业,大多数形成一系列独特的习俗活动和仪式,用以不断强化全体职工对本企业文化的认同。

(5)英雄人物

英雄人物是指能够成为榜样和表率的先进个人或群体,英雄人物具有榜样的作用,通过对英雄的仿效和追随,可以使广大职工形象具体地接受企业价值观念,领悟企业精神的精髓。

(6)物化环境

物化环境是指企业内部的物质条件和企业向社会提供物质成果,包括厂房、设施、技术设备、环境布置、文化设施、产品、服务、环境保护、社会赞助,是企业文化的物质表现和凝结。作为物质文明的体现,物化环境是企业职工赖以生存发展的场所和条件,良好的内部环境设施可以促使职工为追求理想目标和自我完善而更好地生活、工作、学习,求得自身的全面发展。

(二)产品知识

营销人员展开营销活动时需要的是医药商品知识、销售技巧、与人打交道的能力。三者缺一不可,否则就无法顺利进行营销活动。要成功地达成药品销售,医药营销人员必须对企业的产品有足够的了解和认识。对药品的性能、特点和药品使用的知识,并与其他竞争产品优劣比较,有了足够的了解就能够增加医药营销人员的工作信心。医药营销人员只有对药品的认识多于客户和消费者,才有可能解答客户对药品的使用、功能等提出的各种问题,才能准确地对客户进行药品知识教育,最终促进药品的销售。

医药营销人员对药品知识的了解应该多多益善,一般来说应掌握以下几方面的内容。

1. 了解产品的主要情况

包括药品的处方成分、功能与主治情况等。

2. 熟知药品的使用方法

即药品的具体用法与用量,以及成人与儿童的用量区别等。

3. 熟知药品的使用期限和保养方法

即药品的贮藏条件、有效使用期限等问题。

4. 熟知药品的不同之处

即掌握在同类品牌的产品中,自己的产品有何独特之处,包括药品本身的功能、疗效、价格、包装特点、产品定位、产品利益点等等,这都是吸引消费者购买的决定因素,也是自己产品战胜竞争品牌的独特卖点。

5. 对生产工艺略知一二

医药营销人员有责任去熟悉所代表厂家各方面的情况,如生产企业的发展情况、生产能力情况等,才能做好营销人员的宣传工作。

(三)市场及行业知识

由于医药营销人员有可能来自不同的行业和岗位,一旦受聘,就要面临新的挑战和责任。医药营销人员作为处于市场第一线的人员,其工作不是彼此独立的,需要遵行新的市场规律和行业准则,所以有必要进行系统的市场和行业相关知识的培训。对于医药企业的 OTC 药品医药营销人员来说,需要掌握以下几个方面的内容:

(1)了解药品的分类。

(2)市场上主要的几大类 OTC 药品。

(3)影响 OTC 药品市场发展的主要因素有哪些。

(4)处方药与非处方药之间的差别有哪些。

(5)处方药与非处方药的市场营销策略有哪些不同。

(6)营销方法上有什么不同。

(四)促销技巧

1. 工作态度

本着互惠双赢的原则,医药营销人员的有效动作和管理是企业与零售商之间的互利与合作,在工作中应时刻注意维护企业的形象,对客户做到公平、不迁就、不卑不亢。事实表明,姿态太高容易得罪客户甚至失去合作机会,姿态太低又会有损公司形象,容易使客户给日后的工作增设障碍,不利于工作的开展。

2. 说话技巧

以明朗沉稳的语调全身心地投入。在交谈的时候,注意不用偏高的语调,因为语调偏高容易给人以居高临下的感觉,让对方产生距离感,所以尽量用明朗沉稳的语调,体现职业人员的素质。同时,在交谈时,也尽量对所表达的内容附上生动感人的神情和姿态,这样谈话的气氛才能活跃,并能体现出自己的真诚和热情,从而拉近彼此之间的距离。

3. 倾听

倾听是医药营销人员拜访工作中的一项重要内容,也体现了对客户的认可和尊重,不管客户说出的是赞扬的话,还是尖锐的批评和指责,医药营销人员都要以诚恳专注的态度去倾听。因为无论是褒是贬,只要客户能对企业或药品说得出话,就代表了客户至少还是对企业或药品有所关注和了解的,这是企业有目的地做好顾客服务的第一步,也是企业降低服务成本的关键。光是倾听还是不够的,还应时刻做好记录,这也是尊重对方的一种体现,只有这样,才能激发客户讲出更多内心的想法。

4. 微笑

医药营销人员从拜访客户的第一步起,无论面对任何人,都应该以笑脸相待,微笑是人际关系的润滑剂,可以除去双方之间的陌生感,在医药营销人员的第一次拜访时,能起到突破第一道难关、开始第一次沟通的作用。一个发自内心的真诚的微笑,是无法让人拒绝的。

5. 拜访时间

由于医药营销人员都是在日常工作时间进行拜访的,所以客户始终是处在工作状态,即便对方是热情相待,也要注意掌握时间,不能说个不停,否则好感也会变成反感。注意尽量避免影响他人的正常工作,适可而止,这样的礼貌能给对方留下好印象,也便于日后的再次拜访。如果第一次拜访没有得到满意的回应,则更应有礼貌地退出,以免不必要的麻烦。

6. 真诚对待每一个人

注意不可以貌取人、以职位高低区别对待。企业中的每一位员工都是同事,不能根据对方的地位、权利或相貌来区别对待。

7. 有针对性地寒暄

寒暄也是双方交谈的润滑剂,是向对方表示关注的一种行为,在与对方寒暄时要注意方法和内容,不要为了寒暄而故作寒暄,要视个人的关系成熟度,而且也不必花费大量的时间与对方闲谈不着边际的事情,注意掌握分寸。

医药营销人员是医药企业中最基础也是最重要的岗位之一,合理并熟练地掌握好各项工作技巧,是医药营销人员取得优秀工作成绩和迈向成功的重要保障,也是企业增强竞争力和战斗力的重要资源。

(五)障碍训练

医药营销人员做日常拜访工作时,经常会遇到客户正忙,需要等待,或者客户根本没有时间接待,甚至遭到客户拒绝等情况,每到这时就会让人感到失望、灰心甚至是气愤,这些情况特别在第一次工作中是经常遇到的,如果希望同样的情况得到改变,则需要做出更多的努力。

1. 当医药营销人员需要等待时

当客户正忙于手头工作,需稍作等待,这时,与其被动等待,不如借此机会了解一下客户,利用这一空隙去仔细观察药店,如药店的布置、人员情况、客流量、来往的相关人员等,可以获取一些意外的收获。

2. 当遭到客户的拒绝时

也许由于多种原因,如客户工作正忙、客户心情不佳、客户的偏见等,不管是什么原因,医药营销人员应泰然自若,一次不行还有下次,相信"精诚所至,金石为开",要体现出职业人的风范。

3. 当客户对我们的产品或企业提出不满时

(1)心情放松,避免紧张

当客户提出不满或异议时,应保持冷静,不可动怒或采取敌对态度,仍然笑脸相迎。

(2)不可逃避,正面对待

对于药品或企业确实存在的问题,当客户提出来时,医药营销人员要正面回答,不管是可以解决的还是不能立即解决的,都应做出回应,以体现对客户的尊重。

(3)尊重客户,仔细倾听

面对客户提出的问题不能忽视,无论是否合理,都应先让对方把话讲完,对于问题的合理性应表示赞同,对于不合理之处,也不可直接反驳对方,应以坦诚的态度和巧妙的回答解除矛盾的存在。

人们仍在不断探索着新的培训方法,例如角色扮演,敏感性训练,录音带、录像带和光盘的应用,程序化的学习,观看有关销售技术的影片等,希望能使医药营销人员在宣传和推销药品时更加得心应手。

案例阅读

语言大师是如何炼成的?

不想成为语言大师的业务员不是好业务员。那么,好业务员的语言如何才能修炼成呢?

第一式:"您"字诀

"您"这个字在业务语言中最具魔力,恐怕也是中文里最具魔力的字。这个字一出口,说话人的眼光会变得无比真诚与专注,语气会变得温柔而坚定,语速会变得不疾不缓,语音会变得悦耳动听。更可怕的是,这个字能够轻而易举地让说的人脸上漾起谦逊而自信的微笑,听的人自然会很舒服、很受用。假想你面前有一位经销商,你试着说出以下句子,得出声,注意发音是nin,不是ni:您请座! 您看这样行不? 您觉得呢? ……

遇到经销商就说这个字,还会有一种效果:能让业务员迅速地进入业务状态,不管他刚才是多么疲惫与心不在焉。

用好"您"字诀，光说还不够，还得做。做什么呢？经销商抽烟时你点火，他喝茶时你加水，饭上来了先让他，汤上来了别等服务员来分，你来掌勺……

没错，就是要抢服务员的工作，本来咱们做业务的人就是服务员。

> 要点

1. 做一个受经销商欢迎的人很简单，多对他说"您"字；
2. "您"其实是一种态度，一种谦逊、自信、专注的态度；
3. "您"其实是一种服务，人与人之间细节上的服务；
4. 语言加动作，这才是"您"字诀的窍门。

第二式："悔"字诀

所谓"悔"，就是反省。每天工作下来，把自己今天讲的话挑出三句来琢磨。

第一句，今天你自认为表达得最好、最有效果的。好在哪？还有没有更好的说法？

第二句，最差的。差在哪？为什么差？如果重新来过，你将怎么说？下次访问他的时候，如何将功补过？

第三句，最莫明其妙的。业务员也好，经销商也好，每天都会说很多莫明其妙的话，也就是那些没有任何意义的废话。这些废话也倒没有坏了什么大事，但是影响了效率，影响业务语言质量的提升。就像电脑硬盘上保存了许多不用的文件或程序后，它本身并没有产生什么坏处，但是占用了硬盘与内存空间，降低了 CPU 的运行速度。

> 要点

1. 不悔是种要不得的态度，因为不悔就不会进步。
2. "悔"其实是种总结，最好是以一种放松的方式来"悔"，比如在你每天睡觉之前；
3. 贵在坚持。

第三式：阅读

语言是思想的表达，没脑子的人永远成不了语言大师。

怎么才能有思想呢？我想再也找不到比阅读还好的办法了。阅读什么呢？什么都可以，但报刊来得快些，而且轻松，得多读。作为销售人员，有本书是不能不读的，就是菲利普·科特勒的《营销管理》。也许对很多人来讲，读这本书比让他把销售业绩翻一倍还难，但我还是建议他要读。

> 要点

1. 语言是思想的表现，思想来源于书籍与实践；
2. 业务员阅读重在博，而不是精，广泛阅读更重要；
3. 习惯性地在业务包里放本可读的书籍，总有等人等车的时候，不妨拿出来看上两眼。业务语言的修炼就是这么简单，坚持下去，一不小心就成大师了。

第十二章　医院和药店的医药营销

医药营销的主要终端市场表现为两个方面,即医院营销和药店营销。医院营销主要是通过医药营销人员和医院内医学专家、医生们的沟通和相互信息交流,使药品顺利地进入医院。药店营销主要是通过与店员的沟通和拜访,选择灵活而有效的商业促销,使医药产品全面迅速地市场化。

一、医院营销

(一)医院客户类型分析

医院营销中,医药营销人员要想有效地与医院进行较好的沟通,必须了解医院内主要客户的工作特点和具体需求。

1. 药剂科的营销分析

药剂科在医院内的主要职能是临床用药的选购、储存、调配以及临床药学研究及药品咨询等工作。目前药剂科已经越来越多地参与到临床用药的各个环节中。医药营销人员在药剂科的主要客户包括科主任、采购员、库房保管员、药房司药。

药剂科主任:负责药剂科日常工作安排,如人员职责分配、进入医院的药品评审等。药剂科主任监控医院药品销售渠道及流通主要环节,保证临床用药的整体水平。也是监督制药企业的药品推广工作的关键人物。药剂科主任对医药营销人员的专业要求极为严格。

采购员:负责商业进药渠道,根据每月进药品种、数量、金额、时间制定药品采购计划。其特点为工作繁杂,处理药品相关事务的信息量大。

库房保管员:负责药品库房的日常管理,统计每月用药情况,掌握药品具体发送部门、数量及时间,如门诊药房、住院药房、急诊药房的具体领药时间、方式、数量。

药房司药:负责从库房向药房调配药品,监控药品有无断货,处方流向情况,主要负责科室的药品品种用量。

2. 临床科室的营销分析

临床科室主任:为本科室日常工作主持者,负责医疗科研甚至教学多方面工作,对临床用药有直接的指导作用。一般都是由工作成就突出,临床经验丰富的医生担任。科室主任根据多年的临床经验,都有自己的用药习惯及对不同药品的看法。由于其负责主持科内科研课题,所以会特别重视新药或药品临床使用的研究进展。科室主任一般不直接管理住院者,门诊接诊患者的数量也有限。

主治医生:是住院患者的直接负责者,在科室中承担具体的工作,为技术骨干,是科室主任治疗意图的执行与修订者。主治医生一般行医经验在 5～10 年,处于医生的临床工作生涯中的发展阶段。他们一边学习前辈经验,一边开始形成个人的治疗观。

事实上,医药营销人员完全可以借助自己的工作成为广大医生、患者与疾病斗争中的好帮手。

(二)医药产品医院营销步骤

一般而言,医院营销中,医药营销人员的工作分七个步骤,称"七步曲",虽有可能失之偏颇,且带有明显的情绪色彩,但它的确较为真实地反映了部分医院营销中医药营销人员的工作情况。值得重视的是医院营销中医药营销人员和医务人员必须"严以律己",共同维护好医药市场的秩序。

1. 结识药剂室主任。

2. 与使用药品的相关科室主任充分沟通,再由主任或大夫写一份用药申请,然后向药事委员会提出。

3. 在药事委员会开会前,说服主管院长、药事委员会重要成员、药剂科主任和有关医生。

4. 与采购、库管员、财务员等人士联络,以便医院尽快到与厂家合作的医药批发商处进货。

5. 进货后,还要为日后的药品出库,顺利结款疏通好渠道。

6. 接着和每位有处方权的医生联络,让医生了解、认可并处方推销的药品。

7. 有时还要与药房统计药品消耗数量的人员沟通。

毕竟,收受药商回扣、礼物、赞助和吃请的只是医务人员中的极少数。绝大多数医务人员不仅医术精湛,而且道德操守极佳。医药营销人员不能一叶障目,不见森林,更不能有意识地拉拢腐蚀国家医务人员。只有通过优质的药品和专业化的营销服务占领市场,才是正道。

(三)影响医生处方的因素

医药营销人员在医院推销药品最关键的客户是医生。了解影响医生处方的因素对医药营销人员来说最重要。医药营销人员在实际工作中常常遇到这样的困惑:为什么第一次拜访时已经向医生详细讲解了药品的相关信息,他却不愿使用?为什么医生经常会以对新药不感兴趣为由拒绝拜访?

医生处方药品像普通消费者购买商品一样,也存在类似的思维变化过程。让我们先来了解一下销售产生过程中消费者购买心理的变化过程,这将有助于我们下一步深入讨论哪些因素会影响医生处方药品。

人们在做出购买选择之前,必然要有对某个产品从不知道到知道,从知道到产生兴趣,然后通过试用对产品做出个人的评价,根据评价的结果决定使用,最终形成经常使用习惯的心理变化过程。消费者如果感到产品符合需要才会购买使用,最后如果属于常用品则随时间形成对某种品牌的使用习惯。药品不同于普通消费品,由于其高信息含量、关系人身安全的特点,医生从了解、接受并开始使用一个新药的时间必然更长。据调查,医生通过医药营销人员的介绍而处方新药的时间一般至少在连续 3～5 次专业产品拜访之后。所以,一些医药代营销人员急于求成,试图说服医生很快就开始处方自己推荐的产品,既不现实,也有违专业化医药营销人员的负责态度。

1. 医生初次用药的原因

由于临床治疗的需要,医生总会有使用新药品的机会,而医生在处方一个从未使用过的新药时会有两方面的考虑因素。

(1)药品因素

医生必须确认临床上对该药有治疗需求,如现有的药物不能取得满意疗效。医药营销人员必须使医生相信新的药物疗效优于现有药物,而且使用方便,安全性好,并认为从卫生经济学的角度性能价格比合适,这时医生才会接受新的药品值得尝试使用的建议。

(2)医药代表的因素

医药营销人员对产品的介绍必须使医生信服,无论从药品的药理特性还是临床验证的文献,医药营销人员都能提供足够的有说服力的证据证明自己的产品符合医生治疗疾病的需求。与此同时,医生了解并熟悉公司的情况,以及良好的合作关系会增加医生的信任程度。由于医生的接受照例会有一个过程,医药代表必须通过定期的产品拜访,建立良好的信誉及形象,从而增强医生对药品的理解和尝试的信心。

通常只有当医生接受了新药品的确值得尝试解决临床问题,并且也认为医药代表同样值得信任时,医生才会真正开始尝试使用某种新药。

2. 医生反复使用药品的原因

并不是所有的医生通过尝试使用新药获得初步经验后就会主动继续扩大使用范围,事实上医药代表如果希望医生能反复使用所推荐的药品,仍然要满足两个条件:

(1)首先还是药品因素

如果试用新药后医生认为疗效好,安全性、方便性均符合临床治疗疾病的要求,新药品的总体印象让医生满意,医生才会愿意继续使用。此外,患者由于对药品的积极评价,主动要求继续使用该药物,也是医生愿意反复使用新药品的促进因素。

(2)其次也是医药营销人员的因素

在医生试用新药后的时间里,医药营销人员的工作令医生满意也会推进医生形成新的处方习惯。这需要医药营销人员做到对医生定期、规律地拜访,在医生心目中树立信誉良好、态度诚恳、诚实负责、专业化的形象。并且通过药品关键促销语句的不断提示,提醒医生遇到相似病例时再次处方,假以时日,帮助医生形成新的用药习惯。

二、药店营销

(一)药店营销的准备工作

1. 零售药店的选择

店面的选择是一个店铺成功的关键,许多营销专业人士将商业零售秘诀的首要因素均归结为——"Place,Place,Place",认为选址是一个商店是否成功的根本性因素。选址时应该考虑的因素如下。

人流量:人流量是影响该药店是否成功的一个关键因素,人流量当然也是进一步形成销售的基础。应按照科学的市场调查方法和手段获得人流量的有关数据,并且能够按照时间的不同予以详细地分解。

周围商业环境:主要考虑周围店铺的竞争性。如果店铺太过密集,会影响经营的空间,而如果在周围能够造成药品经营的氛围,也可以吸引顾客。所以对周围商业环境的研究是选址工作中重要的一环。周围商业环境的另一个重要问题是该店铺是否居于一个商业中心位置,这个因素对药店的发展影响十分明显。

周围文化气氛：药店的选址需要考虑到药店是否与周围的文化环境相协调,是否与周围社区气氛相吻合。即便药店装潢高档,自身文化品味较高,但地址却在一个十分肮脏、喧闹的环境里,也不能够充分地吸引顾客。

2. 连锁形式的药店特征

连锁形式的药店具有六个基本特征：较多的医药超市门店；较低的药品售价；较大的营业面积；相对一致的 CI 设计；连锁的组织形式；现代化管理技术的应用。

3. 连锁药店的门店规模和经营内容

连锁药店的规模取决于在一定步行时间里可以到达的人数,在此可以引入覆盖范围的概念,按照步行到达店面时间长短的差异,可将药店覆盖范围做以下划分,以便确定其营销价值。

便利覆盖范围：在这一范围内顾客可在 10 分钟内步行到店,可以考察这一范围内的家庭数、人数、人流量等。一般而言,该范围的人数越多越好,但由于面积有限,这一范围不可能保证店面营业的成功。

竞争性覆盖范围：在这一范围的顾客可以在 20 分钟内步行到店,在这一范围内同时有其他同类的药店,顾客会对本店和其他店进行比较后做出判断、决定。这一范围是药店最需要给予注意的人群,通过竞争手段,将这些人群拉到自己店面中来。

游离性覆盖范围：顾客需要步行 30 分钟才能到店,基本上不会有常客,除非本店有特别的药品引起了周围人群的注意。

上述三个覆盖范围内,展开市场调查,分析人数、户数和在医药方面的支出情况,进一步调查这些支出中有多少会用在本店中,各个不同覆盖范围对本店销售额的贡献比例。在对竞争性覆盖范围的考察中,应充分地认识到构成本店面与其他药店不同的服务素质,构成竞争优势。

而在面对游离性覆盖范围的顾客,最主要的因素是药品与特色服务。经营内容一定要全,这里"全"的概念是包括适应证、价格、剂型、进口和国产等几个不同的方面,药品的内容必须具有较强的适应性。特色服务方面,要有一定创新,比如设置休息空间、沙发、茶水、健身器械等。

（二）药店药品的陈列技术

药品陈列既可以体现出药店经营的艺术,又可以提高药品的吸引力。也可以说,药品陈列技术是药店销售中的一项重要技术。根据美国营销学会研究资料显示,通过正确地运用药品陈列技术,可以将药品销售量在原有的基础上提高 30％。

药品在药店中的陈列是销售活动的开始,通过药品陈列,让顾客充分了解药品的情况,达到促销的效果。

①药品陈列应清晰,分类清楚,让顾客清楚地看到自己想买的药品。为了保证药品陈列达到相当效果,需要做到三点：其一,贴有价格标签的药品正面面向消费者；其二,每一类药品不应该被其他药品挡住视线；其三,为了保证看清货架下层的药品,可以采取倾斜陈列。

②药品陈列应该方便顾客拿到,陈列的药品应该是拆开中包装,以最小单位包装陈列,陈列的药品包装不应该有损坏。

③在货架上应该陈列放满,据美国关于超市的研究,将货架放满不同类别的药品分别可以提高销售量 14％～139％,平均可以提高 24％。一般来说,在一个长 1 米的货架上至少要陈列 3 个品种；按照营业面积计算,每一平方米卖场的品种陈列量应该达到 11～12 个品种。不过,

这是就普通超市的研究结果,药店中药品的陈列应更密集一些。

④以明确的标识指明陈列药品的位置,可以保证顾客准确地寻找到自己所需要的药品。

⑤按照进货先后,陈列药品。这一点对于普通消费品具备重要的意义。由于药品的保质期有相当特殊性,则应该根据药品特性做出安排。

⑥按照药品的关联性陈列药品。对于药品而言,更多考虑药品的治疗学逻辑,按照治疗学的逻辑陈列药品,应该将咳嗽药和感冒药放得近一点。至于按照治疗逻辑,还是按照症状学逻辑作些调整,则是一个值得深入研究的问题。

⑦同类的药品垂直陈列。

⑧陈列的药品应该与上层隔板有一定的距离。

另外市场营销人员还应经常对药店陈列药品进行检查,检查要点包括:

①价格标签是否面向顾客的正面。

②药品是否受到遮拦。

③药品上是否有灰尘和杂质。

④是否有价格标签的脱落或价格不明显的药品。

⑤药品是否能够容易地取出,并容易地放回去。

⑥药品类别的区分是否明确。

⑦是否向消费者提供了药品分布图,是否明显,是否及时修正。

⑧货架上的货品是否堆积过高。

⑨货架上是否有空闲区。

⑩药品陈列尤其是补货陈列时,是否遵守先进先出的原则。

⑪同类不同品种的药品是否做到垂直陈列。

⑫药品包装陈列是否与陈列面相协调。

⑬药品陈列是否与上隔板保持了一定的间距。

(三)做好零售终端工作

1. OTC代表所需要了解的药店信息

①药店或连锁店总部的组织架构。

②药店实现利润的主要方式、手段。

③药店的其他目的。

④药店目前的经营状况,营业额、利润、人员流动性、平均收入等。

⑤在该药店中目标药品及其所在的适应范围的药品销售情况、销售额、分品种销售额、利润、价格、增长趋势。

⑥药店人员变化信息。

2. 了解药店情况的方法

①仔细做好拜访记录,并不断地温习。

②培养个人的观察能力。

③培养沟通技巧。

④通过交谈获得信息。

⑤适当的社区调研。

3. 药店营销各个不同工作阶段所应解决与回答的问题

(1)制定和回顾拜访计划

①是否已经形成了目标店的过去、现在和未来的销售量？

②根据记录是否需要理货？理货的要点？

③是否按照建议零售价格出售？调整零售价格的途径？

④库存量？现在的库存是否需要调整？

⑤药店是否有新的药店，比如降低进货价格、增加促销礼品等？

⑥今天是不是到这家药店最好的时间？

⑦是否与店主预约？

(2)理货

①目的：库存、销售检查、收集信息、竞争、价格检查。

②货架位置：大小、宽窄、位置、视线、受注目程度。

③补货。

④检查销售出现问题的环节。

⑤与店长(店经理)之间的沟通，并商讨措施。

⑥竞争能力——永远检查的主题。

⑦促销是否能够提高销售量。

⑧提出恰当的理由和要求，并寻求答复。

(3)你怎样表达

①对各种信息做出判断并予以核实或消除误解。

②用心倾听。

③抓住店员真正想表达的意思，用数据和观察来证实。

④你挠对地方，有效止痒。

⑤你是否使用了公司提供的促销工具，是否达到了"双赢"。

⑥店员是否在不断地回避你。

(4)收款

①决定付款的是谁？

②对个人的优惠是否关心？

(5)促销行动

①这家店是否是最好的地点？

②是否有其他厂家正在或已经做过促销？店主是否了解促销的好处？

(6)记录、形成文字报告

①是否已经建立了库存记录表？

②今天是否又得到了一些新资料得做记录？是否有销售情况的记录？

(7)访问回顾

①我们是否获得了新的情况？

②店主在想什么？

③我们是否能够获得与店主相同利益的出发点？

④我们有没有办法提高在这个店里的影响力与销量？

案例阅读

终端促销机理与漏斗分析法

过去,许多名不见经传的品牌依靠持续密集的广告轰炸和粗放的渠道运作,在市场上屡屡得手,但现在无论规模大小和品牌高低,越来越多的企业都强调渠道的精细化管理,将大量的资金、人力等营销资源直接用于终端。怎样合理配置终端促销资源,提高终端促销和导购的实际效能是我们今天应当关注的重要课题。漏斗分析方法是笔者总结出终端促销效能的定量分析方法。

回顾一下现场促销过程:店头展示、产品陈列、现场促销和导购员的现场介绍等终端活动,都从不同的角度在消费者购买的系列过程中发挥不同的作用,如引起消费者的注意,留住他们的脚步,引起其对产品的兴趣,引导实质性的比较和帮助购买决策等。

吸引消费者的第一步首先要让消费者看见你的产品,这需要通过 POP 广告、专柜布置和现场表演等手段在卖场布置、产品陈列上突出特点和生动化,吸引消费者的眼光,激发其兴趣,留住更多消费者的脚步。然后通过产品卖点表现、产品证明性展示、导购员现场介绍来挖掘消费者的内在欲望,引导消费者进入实质性的比较、购买阶段。

在顾客进入比较和决策等实质性购买阶段时,现场导购员的作用便至关重要了。一个成功的导购员需要具备产品知识和销售技巧两方面的能力,才能在最初的接触中掌握消费者的兴趣点和真实需求,引导消费者在价位、质量或品牌等方面进行理性比较,做好消费者的购买参谋。一个成功的导购人员不仅能将产品推销给消费者,并能给消费者提供事后说服自己的理由。

从以上对促销过程的分析,可以发现现场促销的真正作用在于帮助消费者顺利通过购买各阶段,最终实现购买和获得满意的评估结果。一般说来,现场促销的效能取决于产品展示效果和导购人员到位的解说。前者侧重于引起消费者"注意"、"兴趣"、"联想"和"欲求";而后者则主要在"比较"、"确信"、"决定"和"满足"等阶段发挥作用。

对促销过程的全面了解,就可知终端销售过程如同消费者经过一个漏斗的过程。首先,消费者购买产品需要经过"看、问、试、买"等 4 个步骤,这些步骤必然是一个"筛滤"的过程。假设被产品展示(广告)吸引的消费者为 100 人,可能产生兴趣进而提问咨询的消费者为 75 人,在现场导购人员的劝导下,会有大约 50 名的消费者产生消费欲望,最后对产品彻底信任,决定购买的消费者可能仅剩 25 人了。因此,要使得终端促销效能提高,就必须设法使进入"促销漏斗"的目标消费者人数更多,同时努力提高消费者通过购买各阶段的"通过率"。这就要求营销人员认真收集不同购买阶段消费者的信息。在对信息分析的基础上找到各环节的不足之处,及时加以总结与提高。

漏斗分析法的作用:

1. 用于营销人员工作过程分析,以指导其针对性地进行改进。

2. 用于对影响终端有效销售的关键竞争因素进行对比性定量分析,以加强促销活动的针对性,提高实际促销效果。

3. 用于对各零售终端对比性分析,以指导终端做好销量预测和订货计划等经营管理的改进。